장이 건강하면
우울증 불면증 당뇨병
고혈압 아토피가 치유된다

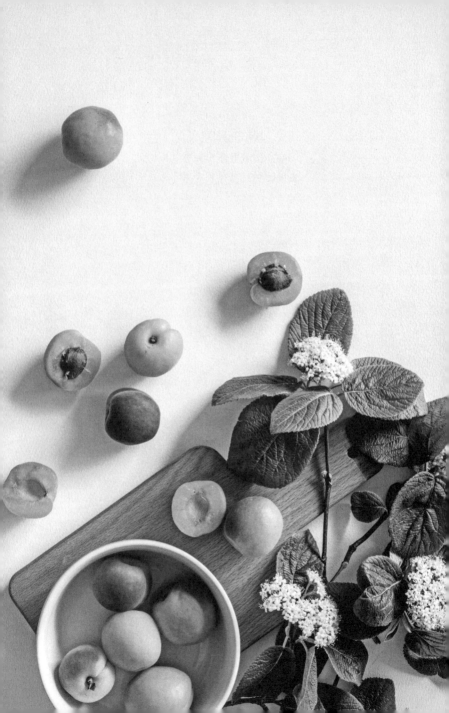

장 **장솔** 지음

장이 건강하면

우울증 불면증

당뇨병 고혈압

아토피가

치유된다

머리말

우리에게 가장 중요한 것은 건강이다. 하지만 사람들은 건강에 대해 모르고 있는 것들이 너무 많다. 건강과 음식에 대해 잘 알게 되면 평생을 건강하게 살 수 있다.

우리나라의 자살률은 2016년 기준 세계 4위이고 OECD 회원국 중 1위다. 우리나라의 우울증 환자는 공식적으로 64만 명이고, 불면증 환자는 54만 명이다. 세계보건기구(WHO)는 우리나라의 우울증 환자가 214만 5000여 명일 것으로 추정했다. 불면증 환자도 170만 명 정도로 추정된다.

장은 3~5억 개의 신경세포가 분포하고 있다. 장은 신경전달물질들을 조절하여 스트레스, 불안, 감정 등에 영향을 미친다. 이렇게 장에 영향을 받은 뇌는 식욕 관련 호르몬인 랩틴과 그렐린을 조절하는 역할을 한다. 우리 몸에서 뇌와 가장 밀접한 기관이 바로 장이다. 우울증은 뇌에서 세로토닌이 부족하여 발생하고 불면증은 멜라토닌이 부족해서 발생하는데, 멜라토닌의 주원료가 세로토닌이다. 그래서 우울증 환자는 대부분 불면증이나 수면장애가 있다. 장건강이 나쁘면 신경전달물질의 분비에 문제가 생기고, 장이 세로토닌과 멜라토닌의 원료들을 뇌로 잘 보내지 못한다. 이로 인해 뇌에서 세로토닌과 멜라토닌이 많이 부족해져 우울증과 불면증이 발생한다.

면역세포의 80%는 장점막에 있다. 아토피는 장이 안 좋아서 면역력이 약해져 발생하는 질환이다. 현대 의학으로는 아토피를 완치할 수 없다. 국민건강보험공단에 따르면 최근 5년간 아토피 피부염으로 진료받은 인원은 연평균 104만 명에 달한다. 전 세계 아토피 환자의 수는 1억 명이 넘는다.

2016년 대한고혈압학회의 조사 결과에 의하면 우리나라의 고혈압 환자는 약 1,177만 명이다. 세계보건기구(WHO)의 조사 결과에 의하면 전 세계 25세 이상 성인 가운데 고혈압 진단을 받은 인구의 비율이 남성은 29.2%, 여성은 24.8%였다. 2015년 기준 전 세계 고혈압 환자의 수는 약 11억 3천만 명이다. 2016년 대한당뇨병학회 통계에 의하면 우리나라의 당뇨병 인구는 약 501만 명이고, 당뇨병 전 단계로 불리는 공복혈당장애(약 650만 명)까지 합하면 1천만 명이 넘는다. 세계보건기구(WHO)의 조사 결과에 의하면 전 세계 당뇨병 환자의 수는 약 4억 2천만 명이다.

장 건강이 나쁘면 장내 유해균들이 많이 생긴다. 장내 유해균들은 독소와 유해 물질들을 많이 만들고, 이로 인해 만성염증이 발생한다. 만성염증은 혈관을 타고 뇌를 포함한 온 몸으로 퍼지며 문제를 일으켜 우울증, 불면증, 당뇨병, 고혈압, 아토피 등의 질병을 유발한다. 장이 건강하면 장내 유해균이 줄어들고 면역력이 강해져서 만성염증이 많이 제거된다. 이 책은 우울증, 불면증, 당뇨병, 고혈압, 아토피를 치료할 수 있는 방법들이 자세히 기술되어 있다.

CONTENTS

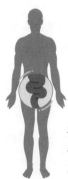

장이 건강하면
우울증 불면증 당뇨병
고혈압 아토피가 낫는다

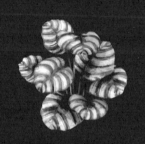

PART

01

병의 원인과
치료 방법

우울증의 원인

우울증의 원인은 무엇일까? 대부분의 사람들은 스트레스, 마음의 상처, 실연, 절망, 외로움 등 정신적 문제가 심할 때 우울증이 생긴다고 생각한다. 그것도 맞지만 우울증은 정신적인 문제로만 볼 수 없다. 왜냐면 우울증은 '행복 호르몬'으로 불리는 세로토닌이 많이 부족할 때 발생하는 경우가 대부분이기 때문이다. 정신적인 문제가 심하면 장 건강이 나빠지고, 장 건강이 나쁘면 뇌에서 세로토닌 분비에 문제가 생겨 우울증이 발생할 위험이 커진다. 정신적 문제가 별로 없어도 장 건강이 나쁜 사람들은 쉽게 우울증에 걸린다. 그 이유는 다음과 같다.

세로토닌은 기분을 좋게 만들고 격한 마음이나 화를 억제하며 대뇌피질의 기능을 조절함으로써 스트레스나 불안감을 줄인다. 세로토닌은 뇌뿐만 아니라 장에서도 만들어지는데, 장은 세로토닌의 90% 이상을 생성한다. 세로토닌은 소화기관에서 음식물을 이동시키는 장 근육의 연동운동을 자극하는 역할을 한다. 스트레스를 많이 받으면 뇌에서 분비되는 세로토닌은 크게 줄지만 장에서 분비되는 세로토닌은 많이 늘어난다. 이로 인해 장 근육의 연동운동이 너무 심하게 자극되어 소화불량, 메스꺼움, 복통, 설사, 위장장애 등의 증상이 나타난다. 이 현상이 장기화되면 과민성 대장증후군이 발생할 수 있다. 장에서 만들어진 세로토닌은 혈액뇌관문을 통과하지 못하기 때문에 뇌로 못 간다.

장은 신경전달물질들을 조절하여 스트레스, 불안, 감정에 영향을 미친다. 상태가 나쁜 장은 신경전달물질들의 분비를 제대로 조절하지 못하여 뇌에 악영향을 준다. 그리고 뇌에서 세로토닌을 생성할 때 트립토판을 주원료로 사용하는데, 상태가 나쁜 장은 음식 섭취만으로 생성되는 트립토판을 비롯한 세로토닌의 원료들을 뇌로 잘 전달하지 못한다. 이로 인해 뇌에서 세로토닌이 계속 적게 분비될 때 우울증이 발생한다. 장내 유해균들이 만드는 만성염증도 우울증의 큰 원인이다. 만성염증은 혈관을 타고 뇌까지 퍼져 문제를 일으킨다.

캐나다 토론토대학교 '중독 및 정신건강 연구소(CAMH)'의 제프리 마이어 박사 연구팀이 우울증 환자들은 우울증이 없는 사람들에 비해 뇌의 염증 수치가 30% 정도 높다는 연구 결과를 발표했다. 연구팀은 신체적 질병이 전혀 없는 우울증 환자 20명과 모든 건강이 양호한 20명의 뇌를 스캔해 양전자 단층촬영으로 뇌 염증반응에 주요 역할을 하는 면역세포(마이크로글리아)가 어떻게 작동하는지 관찰했다. 그 결과 우울증을 앓는 그룹은 뇌의 염증 수치가 눈에 띄는 수준으로 높았다. 우울증 증세가 심할수록 뇌의 염증 수치가 높았다. 연구팀은 "뇌의 염증이 심할수록 기분 저하와 불면 등이 심해진다."고 밝혔다.

서울대학교병원 정신건강의학과 김기웅 교수 연구팀은 서울시 및 성남시에 거주하는 65세 이상의 노인 중 기분장애를 진단받지 않은 633명을 대상으로 염증과 우울증의 상관관계를 조사했다. 연구팀은 모든 대상자들의 혈액을 수집해 혈중 아디포넥틴(체내에서 염증반응을 억제하는 물질) 농도를 측정하고, 혈중 아디포넥틴의 농도에 따라 633명의 노인들을 211명씩 상위, 중위, 하위 세 그룹으로 분류해 나눴다. 그리고 5년 후 연구팀이 노인들의 우울증 발병 여부를 조사한 결과, 혈중 아디포넥틴 농도가 상위 삼분위에 해당하는 노인들은 하위 삼분위의 노인들에 비해 우울증 발병률이 11배 정도 높았다.

영국 메트로폴리탄대학교 생명과학연구센터 연구팀은 미국, 유럽, 호주, 중동에서 16~72세 남녀 약 10만 2천 명을 대상으로 최대 13년 동안 진행된 총 11건의 연구 자료를 종합 분석했다. 그 결과 콜레스테롤, 포화지방, 정제 탄수화물 등 만성염증을 자극할 수 있는 영양소가 지나치게 많이 들어 있는 음식은 우울증의 발병 가능성을 크게 높였다. 구체적으로 패스트푸드, 가공육, 케이크 등 식사염증지수(DII)가 높은 음식을 많이 먹는 사람들은 이를 적게 먹는 사람들에 비해 우울증 진단을 받거나 우울증 증상을 보일 가능성이 40% 정도 높았다.

아주대학교병원 정신건강의학과 홍창영 교수 연구팀이 우울증 환자들과 정상인들의 혈액 속 염증 물질을 조사한 결과, 염증 물질인 인터루킨-1알파 수치가 우울증 환자 그룹은 2.2pg/mL였고 정상인 그룹은 0.8pg/mL였다.

미국 일리노이대학교 연구팀의 연구 결과, 염증이 자극하는 IDO 효소가 우울증 증상을 유발했다. 한국건강보험공단 자료에 의하면 염증성 장질환으로 진단된 환자들은 그렇지 않은 사람들에 비해 1년 내 우울증 발병률이 평균 17.5% 높았다. 2015년 '국제정신의학지'에 발표된 연구 결과, 우울증과 조울증 환자들의 피는 염증 물질의 농도가 높았다. 2017년 1만 4천 명 이상의 우울증 환자들을 대상으로 한 연구 결과, 우울증 환자들은 CRP(염증반응 검사)의 수치가 정상인들에 비해 평균 46% 높았다. 이 연구 결과들을 종합해 봤을 때 체내에 염증이 많으면 우울증이 발병할 위험이 크다.

Part **1** 병의 원인과 치료 방법

불면증의 원인

불면증은 일시적 불면증과 만성 불면증이 있다. 일시적 불면증의 흔한 원인은 여행으로 인한 시차, 새로운 직장(일), 이사, 입원 등으로 생활 리듬이 바뀌는 것이다. 일시적 불면증은 대부분 며칠이 지나면 좋아진다.

만성 불면증에 걸리는 원인은 수면과 숙면을 유도하는 호르몬인 멜라토닌이 부족하기 때문이다. 뇌의 송과선에서 멜라토닌을 생성할 때 세로토닌을 주원료로 사용한다. 세로토닌은 뇌를 자극하여 수면에 직접적인 도움도 준다. 그래서 세로토닌이 많이 부족하면 우울증뿐만 아니라 불면증까지 발생한다. 그래서 우울증 환자의 80~90%는 불면증을 겪을 정도로 우울증과 불면증은 바늘과 실 같은 관계다. 미국 펜실베이니아대학교 바가스 박사의 연구 결과, 건강한 사람이 수면부족을 겪으면 이전보다 부정적인 이미지에 매우 활발한 뇌 활동을 보였다. 이런 뇌 상태는 우울증에 걸린 사람의 뇌 활동과 매우 흡사했다.

상태가 나쁜 장은 신경전달물질의 분비를 제대로 조절하지 못하고, 세로토닌과 멜라토닌의 원료들을 뇌로 잘 전달하지 못한다. 그 결과 뇌에서 세로토닌과 멜라토닌이 계속 적게 분비되면 불면증이 발생한다. 또는 우울증처럼 장내 유해균들이 만든 만성염증이 많으면 불면증이 발생한다.

아토피의 원인

아토피 환자들은 대부분 면역력이 저하됐거나 면역계에 이상이 있다. 면역력은 우리 몸이 스스로를 지키고 생명을 유지할 수 있는 능력인데, 이를 자세히 말하면 다음과 같다. 외부로부터 우리 몸에 들어온 이물질인 병균, 바이러스, 음식물, 화학성분 등을 '항원' 혹은 '알레르겐'이라고 하고, 그 항원에 대항하는 우리 몸의 면역세포를 '항체'라고 하는데, 외부에서 들어온 항원에 대항하여 항체가 형성되는 것을 '면역'이라고 한다.

고려대학교 미생물학과 김희남 교수는 아토피가 장과 관련이 있다는 연구들을 접하고, 아토피와 장내미생물의 상관관계를 연구하였다. 연구팀이 아토피 환자들과 일반인 환자들의 변을 비교한 결과, 아토피 환자들은 일반인 환자들과 다르게 '피칼리박테리움 프로스니치'라는 세균의 아종이 지나치게 많았고 장벽(腸壁)을 튼튼하게 유지하는 뷰티릭산과 프로피온산이 현저하게 적었다. '피칼리박테리움 프로스니치'의 아종이 장내 불균형을 초래하여 뷰티릭산과 프로피온산의 생산을 감소시켰고, 이로 인해 장벽에 염증과 균열이 발생하였으며, 그 곳을 통해 장내에 존재하던 미생물의 부산물과 음식물 분자들이 혈관으로 유입되어 강한 염증을 유발했다. 연구팀은 이 때문에 아토피가 발생한다고 밝혔다.

한국연구재단은 한국한의학 박건혁 박사와 대구한의대학교 공동연구팀의 동물실험으로 아토피가 스트레스, 멜라토닌과 상관관계가 있다는 것을 밝혀냈다. 아토피에 걸린 쥐는 대조군에 비해 피부, 혈액, 뇌에서 스트레스 호르몬이 증가했고 멜라토닌이 감소하여 수면장애가 발생했다. 멜라토닌이 감소할 때 뇌의 해마와 시상하부에서 신경 신호의 전달이 감소하고 신경세포의 초기 사멸이 발생하는 등 뇌신경장애가 확인되었다. 연구팀이 아토피가 있는 쥐에게 멜라토닌을 직접 투여한 결과, 아토피 증상과 뇌신경장애 현상이 억제되고 집중력도 향상되었다. 연구팀은 이를 통해 멜라토닌 감소가 스트레스뿐 아니라 아토피 자체에 큰 영향을 준다는 것을 밝혀냈다. 그리고 연구팀이 쥐에게 스트레스 호르몬인 코르티코스테론을 투여하자 아토피 증상이 악화되었다. 연구팀은 이 연구를 통해 스트레스가 가중될수록 아토피 증세가 더 심해질 수 있다는 것도 밝혀냈다.

당뇨병의 원인

당뇨병은 '제1형 당뇨병'과 '제2형 당뇨병'이 있다. 제1형 당뇨병은 췌장의 췌도가 대부분 파괴되어 췌도의 베타세포에서 인슐린을 거의 분비하지 못하여 발병한다. 제2형 당뇨병은 베타세포가 줄어들거나 이상이 생겨서 인슐린이 적게 분비되면 발병하거나, 인슐린이 제기능을 못하는 인슐린저항성이 심해지면 발병한다.

가톨릭대학교 서울성모병원 내분비내과 손호영, 차봉연, 윤건호 당뇨병 치료팀이 사망 후 장기를 기증한 정상인 13명과 당뇨병 환자 25명의 췌장 조직을 얻어 베타세포의 양을 측정한 결과, 당뇨병 환자들은 정상인에 비해 베타세포의 양이 많이 적었다. 정상인들은 췌도 내 베타세포와 알파세포 점유비율이 각각 60%와 15%인데 반해 당뇨병 환자들은 40%와 30%의 점유비율을 보였다.

진성 당뇨병으로 알려진 제1형 당뇨병은 흔히 고혈당이라고 하며 혈중 포도당 수치가 증가하는 만성질환이다. 전체 당뇨병의 5% 정도를 차지하며 대부분 소아와 20세 미만의 사람에게 발생한다. 제1형 당뇨병은 주로 바이러스 감염이나 큰 스트레스 때문에 발생한다. 수두, 풍진, 볼거리 등을 일으키는 바이러스에 감염이 된 상태에서 원인 불명의 자가면역 반응이 일어나면 세포면역을 담당하는 T림프구가 췌도세포를 이물질로 잘못 인식해 공격한다. 이로 인해 췌도세포가 파괴되어 당뇨병이 발병한다.

제2형 당뇨병은 전체 당뇨병의 95% 정도를 차지하며 제1형 당뇨병과 달리 주로 성인에게 발병한다. 대표적인 만성염증질환인 제2형 당뇨병은 만성염증 때문에 베타세포가 줄어들거나 이상이 생겨 인슐린이 적게 분비되면 발병하거나, 만성염증이 인슐린저항성을 심하게 만들어 발병하는 경우가 대부분이다. 그래서 당뇨병 환자는 염증질환이 잘 발생한다. 스트레스를 많이 받거나 잠을 제대로 못자면 만성염증이 더 늘어나 당뇨병의 발병 위험이 증가한다.

중국 신장대학교 의대 연구팀이 연구 시작 당시 당뇨병이 없는 3천 730명의 석유산업 종사자를 대상으로 12년에 걸쳐 진행한 역학조사 결과, 스트레스가 많은 사람들은 스트레스가 적은 사람들에 비해 당뇨병 발병률이 57% 더 높았다. 또한 친구, 가족 등 사회적 지지가 줄어든 사람이나 여가 활동을 위한 시간이 줄어든 사람들도 그렇지 않은 사람들에 비해 당뇨병 발병률이 68% 더 높았다.

2012년 일본 홋카이도대학교 연구팀이 당뇨병 가족력이 없는 35~55세 일본인 직장인들을 대상으로 수면과 당뇨병의 상관관계를 조사한 결과, 수면 시간이 하루 5시간 미만인 사람들은 7시간 이상인 사람들에 비해 당뇨병 발병률이 5배 더 높았다.

스웨덴 웁살라대학교 연구팀은 잠이 부족하면 대사질환의 발병 위험이 증가한다는 사실을 밝혀냈다. 연구팀이 정상 체중의 건강한 남성 9명의 이틀간 수면 시간을 4시간씩으로 줄이고 장내세균을 조사한 결과, 피르미쿠테스의 비율이 증가했고 비만인 사람의 장내세균처럼 변화했다. 그리고 혈당을 낮추는 인슐린감수성이 20% 저하됐다. 인슐린감수성이 떨어졌다는 것은 인슐린이 그만큼 제기능을 하지 못한 것이다.

영국의 보건 단체인 '당뇨병 UK'는 "비만인 사람은 표준 체중의 사람보다 당뇨병에 걸릴 가능성이 최대 80배 더 크다."고 밝혔다. '당뇨병 UK'의 연구 결과 BMI(체질량 지수)가 30이 넘는 비만인 사람은 표준 체중인 사람에 비해 당뇨병에 걸릴 가능성이 10배 더 크고, BMI가 35를 넘는 심한 비만이 10년 동안 지속되면 표준 체중인 사람에 비해 당뇨병이 발병할 가능성이 무려 80배까지 증대된다.

2018년 대한당뇨병학회 보고서에 의하면 과체중 혹은 비만인 당뇨병 환자가 한국인 전체 당뇨병 환자의 75%에 달했다. 비만인 사람들이 당뇨병에 잘 걸리는 이유는 만성염증이 많기 때문이다. 마른 사람도 체지방 비율이 매우 높은 사람이 많은데, 이를 '마른 비만'이라고 한다. '마른 비만'은 혈관 수축의 주범이고 비만과 마찬가지로 건강에 매우 해롭다.

05

고혈압의 원인

① 복부대동맥의 압박

복부비만이나 장내 유해균들 때문에 장에 가스가 많이 차면 복부의 압력이 올라간다. 이는 배꼽 뒤 등 쪽으로 지나고 있는 복부대동맥을 압박하여 하체의 혈액순환을 방해한다. 혈액이 하체로 원활하게 흘러가지 못하면 뇌로 올라가게 된다. 뇌로 올라간 혈액은 상대정맥과 합류해 심장으로 흘러 들어와야 하지만, 간정맥이 하대정맥과 합류해 하대정맥의 압력이 올라가면 뇌 혈액이 정체된다. 뇌는 혈액순환을 통해 산소를 공급받아야 하므로 심장을 압박한다. 심장이 압박받으면 혈압이 올라가고, 이러한 현상이 만성화되면 고혈압의 몸으로 변하게 된다.

② 스트레스와 LDL 콜레스테롤로 인한 동맥경화

우리 몸의 혈관은 민무늬근으로 이루어져 있다. 부정적인 생각을 많이 하거나 스트레스를 크게 받으면 민무늬근이 경직되면서 탄성을 잃게 된다. 혈관이 탄성을 잃게 되면 혈압이 올라간다. 그리고 스트레스는 교감신경에 작용해 에피네프린, 노르에피네프린 등 신경전달물질의 분비를 촉진하고 세포에 산화스트레스를 주거나 염증을 만든다. 이는 인슐린이 제 기능을 못하는 인슐린저항성을 초래하고 대사증후군을 가중시켜 동맥경화를 유발한다.

혈액 속의 LDL 콜레스테롤 수치가 높으면 활성산소에 의해 LDL 콜레스테롤이 변성 LDL 콜레스테롤로 변하고 장기간에 걸쳐 혈관 내벽에 침착된다. 이로 인해 혈관이 좁아지고 죽상동맥경화가 발생할 위험성이 높아진다. 죽상동맥경화가 장기간에 걸쳐 진행되면 혈압이 올라가 고혈압의 몸으로 변하게 된다. 혈류량은 혈관의 4제곱에 비례한다. 예를 들어 혈관이 1/2 로 좁아지면 혈류량은 1/16 로 감소한다.

③ 칼륨, 칼슘, 마그네슘의 부족

우리 몸의 세포는 세포막의 나트륨-칼륨 펌프와 칼슘채널을 통해 세포 안과 밖의 조직액이 교환되면서 산소와 영양소를 공급받는다. 세포 안은 칼륨이 많고 세포 밖은 나트륨이 많다. 몸에 칼륨, 칼슘, 마그네슘이 부족하면 세포 외 체액에 녹아있는 산소가 세포 안으로 들어가기 힘들다. 그래서 세포는 산소가 필요하기 때문에 더 많은 혈액을 요구하고, 이것이 혈압을 올려 고혈압의 몸으로 변하게 된다.

④ 수면장애

미국 펜실베이니아대학교 의대 연구팀은 평균 나이 49세의 남녀 약 1,700명을 무작위로 선정해 수면다원 검사를 통해 수면과 고혈압의 상관관계를 조사했다. 연구팀은 하루 5시간 미만으로 아주 적게 자는 사람, 5~6시간 사이로 약간 적게 자는 사람, 6시간 이상 정상적으로 자는 사람으로 세 그룹을 나눠 조사했다. 그 결과 매일 5시간도 못 자는 사람들은 매일 6시간 이상 정상적으로 자는 사람들보다 고혈압 발병률이 5배 높았다. 그리고 매일 5~6시간 수면을 취한 사람들 역시 정상적으로 자는 사람들보다 고혈압 발병률이 3.5배 높았다.

미국 하버드대학교 의대 수잔 레드라인 박사는 '노인수면 장애연구'에 참가한 평균 75세의 784명을 대상으로 수면과 고혈압의 상관관계를 조사했다. 참가자들은 연구 시작 당시 혈압이 모두 정상이었지만, 4년 후 다시 검사를 했더니 그중 243명의 혈압이 높아졌다. 연구팀은 전체 대상자들을 서파 수면의 양에 따라 4개의 그룹으로 나누었다. 깊은 수면 단계인 서파수면이 가장 적은 그룹은 서파 수면이 가장 많은 그룹

⑤ 고혈압의 원인

에 비해 고혈압 발병률이 80% 높았다.

5 비만

체내에 체지방이 과도하게 많으면 지방산이 대량 생산되어 혈중 지질이 증가하고, 대형지방세포가 인슐린 작용을 억제하여 인슐린저항성을 늘린다. 인슐린저항성이 증가하면 혈중 인슐린 농도가 높아지고, 이런 상태가 장기화되면 혈압이 빠르게 높아져 만성 고혈압 상태가 된다.

서울아산병원 가정의학과 김영식 교수 연구팀이 2천 543명을 대상으로 6년 2개월 동안 비만과 고혈압의 상관관계를 조사한 결과, 체질량지수(BMI) 27kg/㎡ 이상인 비만인 사람들은 정상인들보다 고혈압 발병률이 3배 정도 높았다.

06

병 치료 방법

건강한 장은 트립토판을 비롯한 세로토닌과 멜라토닌의 원료들을 음식물에서 흡수하여 뇌로 잘 보내준다. 하지만 장 건강이 나쁘면 이 순환에 금이 가거나 깨지고 신경전달물질의 분비도 제대로 조절이 안 된다. 그 결과 뇌에서 분비되는 세로토닌과 멜라토닌은 많이 줄어들고, 이 현상이 지속되면 우울증과 불면증이 발생한다. 장내 유해균들이 만든 만성염증이 많아도 우울증과 불면증이 발생할 수 있다. 장이 건강해지면 유해균이 줄어들고 면역력이 강해져 체내 염증이 많이 제거된다. 그리고 장이 건강해야 신경전달물질을 제대로 조절하고 세로토닌과 멜라토닌의 원료들을 뇌로 잘 전달 할 수 있다. 동의보감에 장이 깨끗해야 머리도 깨끗하다는 뜻의 '장청뇌청(腸淸腦淸)'이라는 말이 있다. 즉 이 말은 장이 건강해야 뇌또한 건강해진다는 의미다.

불면증이 있다고 수면제에 의존하는 것은 좋지 않다. 수면제는 부작용이 크고, 수면제를 먹고 자도 피로가 풀리지 않는 경우가 많다. 왜냐면 수면제는 정상적인 대사과정을 통해 수면 상태에 들 수 있게 만들어주는 것이 아니라 억지로 잠이 들게 만들기 때문이다. 수면제를 장기 복용할 시 의존성이 생기고, 심할 경우 자신이 했던 행동을 인지하지 못하거나 자살충동이 올 수도 있다. 그리고 수면제를 섭취하면 부작용으로 몽유병이나 환각 등이 있을 수 있고 향정신성 약물이라 중독이 될 수도 있다. 중독성과 연결되어 더욱 심각한 부분은 내성인데, 하루 반 알로 복용을 시작하여 몇 달이 채 지나지 않아 하루 두 알씩 수면제를 먹는 사람들을 흔히 찾아볼 수 있다. 수면제는 금세 내성이 생기므로 복용량을 계속해서 늘리게 되고, 이에 따라 부작용의 위험이 나타날 확률도 기하급수적으로 높아진다. 그리고 체질상 수면제의 약효가 거의 먹히지 않는 사람도 있다. 이런 사람은 일반인에게 권장되는 정량의 몇 배를 먹어도 못 잔다. 항우울제도 불면, 흥분, 신경과민, 구역, 허약감, 어지러움, 성기능장애, 발한(땀 분비) 등의 부작용이 크고 수면제처럼 임시방편에 가까운 약이다.

우리 몸의 면역세포 80%는 장 점막에 있다. 아토피 환자들은 면역력이 저하됐거나 면역계에 이상이 있고, 상태가 나쁜 장의 유해균으로 인한 염증도 있는 상태다. 장을 건강하게 만들면 장내 유해균이 줄어들고 면역력이 강해져 염증도 많이 제거되어 아토피가 치료된다.

복부비만이나 장내 유해균들 때문에 장에 가스가 많이 있는 경우 고혈압이 발병할 수 있다. 그래서 내장지방과 체지방을 줄이고 장을 건강하게 만들어야 한다. 그리고 체내에 칼륨, 칼슘, 마그네슘이 부족하거나 LDL 콜레스테롤 때문에 고혈압이 발병할 수도 있다. 앞으로 LDL 콜레스테롤을 줄이는 방법들과 칼륨, 칼슘, 마그네슘을 식품으로 섭취하는 방법들이 나온다.

콜레스테롤이 무조건 나쁜 것만은 아니다. HDL 콜레스테롤은 '혈관 청소부'로 불리며 혈관과 건강에 좋다. HDL 콜레스테롤은 혈관벽에 쌓여 동맥경화를 일으키는 LDL 콜레스테롤을 제거하여 동맥경화를 방지한다. 그래서 고혈압과 혈관질환을 치료하려면 HDL 콜레스테롤 수치는 높이고 LDL 콜레스테롤 수치는 낮춰야 한다.

우울증, 불면증, 당뇨병, 고혈압, 아토피를 치료하려면 장을 건강하게 만들어야 한다. 장이 건강해지면 장내 유해균이 줄어들고 면역력이 강해져 체내 염증이 많이 제거되며, 지방과 탄수화물을 분해하는 장내 유익균이 많이 늘어나서 내장지방과 체지방이 빠진다. 그리고 장이 건강해져 뇌에서 세로토닌이 많이 나오면 기분이 나아지고 스트레스를 잘 견디거나 극복할 수 있어서 치료에 도움이 된다. 또 세로토닌으로 생성되는 멜라토닌이 잘 나오면 숙면을 취할 수 있어서 치료에 큰 도움이 된다.

장을 건강하게 만들고 병을 치료하는 방법은 3가지가 있다. 좋은 식사, 행복한 사고, 운동이다. 행복한 사고도 중요한데, 행복한 사고를 하면 스트레스를 훨씬 덜 받게 되어 장을 보호할 수 있고 병 치료에 도움이 된다.

장 건강의
원리

01

장내세균

다음은 미생물군집분석연구소 친랩이 한국의 성인 약 2천 명을 대상으로 장내미생물(장내세균)을 조사한 결과다.

1위	**피르미쿠테스** (60.3%)	비만이나 당뇨 등의 질병과 관련이 있는 유해균
2위	**박테로이데테스** (32.7%)	음식물의 소화와 관련이 있는 유익균
3위	**프로테오박테리아** (3.8%)	대장균, 살모넬라, 비브리오 등의 유해균
4위	**악티노박테리아** (2.4%)	비피더스 유산균 등의 유익균

현대인들은 장내 환경이 엉망이며 염증을 만드는 장내 유해균들이 너무 많다. 이 때문에 대사질환, 혈관질환, 위장질환, 정신질환, 알레르기 등 각종 질병이 생기는 것이다. 인간은 장내 유익균이 85% 정도일 때 장이 가장 건강하고 몸도 건강하다.

피르미쿠테스는 나쁜 지방산을 생성해 내장지방을 쉽게 쌓이게 하고 비만을 유도한다. 이렇게 내장지방이 쌓이면 독소와 염증이 발생해 유익균들은 줄어들고 피르미쿠테스 같은 유해균들은 더욱 증가하게 된다. 결국 살도 찌고 건강도 안 좋아지는 결과가 발생한다. 피르미쿠테스는 끝없이 독소(LPS)를 만들고, 이 독소가 혈액 내로 들어가 뇌의 시상하부에서 렙틴(식욕 억제 호르몬)의 기능을 저하시켜 과식을 유발한다는 것이 쥐 실험을 통해 밝혀졌다. 과식을 하면 염증을 만드는 피르미쿠테스가 더 늘어나고 악순환이 반복된다.

건강한 사람들은 장에 박테로이데테스를 비롯한 유익균들이 많다. 박테로이데테스는 탄수화물을 분해하고 배출시켜 체중 감량을 유도하므로 비만과 당뇨를 잡는 장내 유익균이다. 그리고 장내 유익균들은 장내 유해균들을 제거하기 때문에 좋은 음식들을 먹어서 장내 유익균들을 늘려야 한다. 대부분의 사람들은 장내미생물의 총합이 일정하게 유지되기 때문에 장내 유익균이 생기는 만큼 장내 유해균이 줄어든다. 탄수화물을 분해하는 박테로이데테스와 지방을 분해하는 유산균 등 장내 유익균들이 많아지면 체지방이 빠진다. 그리고 장내 유익균들은 생존을 위해 우리 뇌에 좋은 음식들만 요구하기 때문에 체지방이 빠지는 체질로 바꿔준다.

미국 워싱턴대학교 연구팀은 비만인 사람들과 날씬한 사람들의 대변 내 박테리아를 조사했다. 그 결과 비만인 사람들은 피르미쿠테스가 20% 더 많았고, 박테로이데테스는 90% 가까이 적었다. 이후 비만인 사람들은 1년간 다이어트를 했다. 그러자 체중이 25% 줄면서 피르미쿠테스의 비율은 떨어졌고 박테로이데테스의 비율은 높아졌다. 연구팀은 비만 쥐와 날씬한 쥐의 장내 박테리아 샘플을 각각 추출하고 장내세균이 없는 무균 쥐들에게 주입했다. 2주가 지나자 비만 박테리아를 주입받은 쥐들은 날씬 박테리아를 주입받은 개체들에 비해 체지방이 두 배 가까이 증가했다.(47% 대 27%).

식품의약품안전청이 장수마을 거주자들과 도시 거주자들의 장내미생물을 조사해서 분석한 결과, 장내 유해균과 장내 유익균의 분포에 차이가 있었다. 장수마을 거주자들의 장은 박테로이데테스의 비율이 높고 피르미쿠테스의 비율은 낮은 반면 도시 거주자들의 장은 이와 반대의 비율이 나왔다. 장수마을 거주자들은 도시 거주자들보다 장내 박테로이데테스 보유 비율이 2배 더 높았고 유산균은 5배, 락토바실러스는 2.4배 더 높았다. 반면 도시 거주자들은 장수마을 거주자들보다 장에 병원균인 살모넬라, 클로스트리듐, 슈도모나스의 보유 비율이 압도적으로 더 높았다.

도시-장수마을 거주자의 장내미생물총 분석(Genes level)

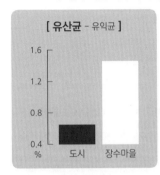

[유산균 – 유익균]

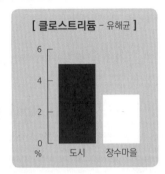

[클로스트리듐 – 유해균]

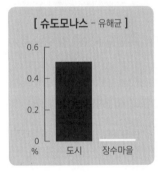

[슈도모나스 – 유해균]

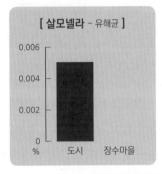

[살모넬라 – 유해균]

출처_식품의약품안전청 보도자료

장내 유해균들은 장에 암모니아, 유화수소, 과산화지질 등과 같은 독소와 노폐물을 쌓이게 하여 만성염증을 만든다. 만성염증은 혈관을 타고 몸 곳곳으로 퍼지며 문제를 일으켜 우울증, 불면증, 당뇨병, 고혈압, 아토피, 심혈관질환 등의 질병과 암을 유발하고 노화를 촉진한다. 만성염증은 만병의 근원

❶ 장내세균

이다. 따라서 장내 유해균과 염증을 줄이는 좋은 식품들을 많이 섭취해야만 한다.

면역세포인 림프구(백혈구의 한 종류)는 소장에 많이 모여 있는데, 장내 유해균 때문에 소장에 독소가 가득 쌓이면 림프구의 면역기능이 떨어진다. 대장에 유해균이 많은 사람일수록 독소가 많이 생성돼 간이 부담을 많이 받는다. '푸소박테리움'이라는 유해균이 많으면 대장암에 잘 걸린다. 푸소박테리움은 궤양성 대장염을 일으킨 후 염증 부위에 있는 세포를 암세포로 변환시킨다. 피르미쿠테스와 엔테로박터는 섭취한 칼로리를 지방으로 전환한다.

캐나다 웨스턴온타리오대학교는 죽상동맥경화증의 원인을 밝히는 연구를 하였다. 죽상동맥경화증은 혈관이 딱딱해지는 것으로 고혈압을 유발하거나 혈관을 막는 혈전(피떡) 생성 위험을 증가시킨다. 연구 결과 플라크(혈관을 막아 동맥경화를 일으키는 물질)가 없는데도 죽상동맥경화증에 걸린 사람들은 소장에서 유독 독성이 높은 대사물질들이 검출됐다. 장내 유해균들이 만들어낸 TMAO 등의 독성 대사물질들이 플라크 역할을 한 것이다.

미국 베일러대학교 의대 연구팀은 고혈압을 지닌 쥐와 혈압이 정상인 쥐를 대상으로 장내세균과 고혈압의 상관관계를 알아보는 실험을 하였다. 연구팀은 이 두 집단의 쥐로부터 장 박테리아 저장고 역할을 하는 맹장의 생물학적 내용물을 채취하고 원심분리를 통해 박테리아를 걸러냈다. 이어 이들에 항생제를 10일 동안 투여해 장내미생물을 감소시킨 다음 고혈압 쥐에서 채취한 장 박테리아를 정상 혈압인 쥐에게 주입하고, 정상 혈압인 쥐에서 채취한 장 박테리아를 고혈압 쥐에 주입했다. 그 결과 고혈압 쥐의 장 박테리아가 주입된 정상 혈압 쥐들은 혈압이 상승했다. 반대로 정상 혈압 쥐의 장 박테리아가 주입된 고혈압 쥐들은 혈압이 다소 낮아졌다.

02

장내세균의 역할

미국 캘리포니아대학교 연구팀이 말초 세로토닌 생산에 중요한 역할을 수행하는 위장관의 특정 미생물인 아포균을 발견했다. 연구팀은 장내세균의 구성이 세로토닌 생성에 영향을 주는지 알아보기 위해서 정상적인 장내세균 구성을 가지고 있는 쥐와 무균 상태인 쥐의 세로토닌 수치를 비교해 보았다. 그 결과 무균 쥐는 정상 쥐보다 세로토닌 수치가 50% 더 적었다. 또한 무균 쥐 장에 정상 쥐의 장내세균을 이식하면 세로토닌 수치가 정상 수준으로 증가했다.

2004년 일본 규슈대 연구팀이 실험용 쥐에게 장내세균을 없애고 스트레스를 유발하자 스트레스에 반응하는 호르몬인 코르티솔이 정상 쥐보다 2배 더 많이 나왔다. 장내세균이 스트레스에 대한 면역력도 제공하고 있었던 것이다.

미국 캘리포니아대학교 연구팀은 "세로토닌을 만드는 내분비세포들이 장내에서 특정 물질을 감지하면 그 정보를 주변 신경세포에 직접 전달해 뇌에 알린다."라는 연구 결과를 발표했다. 캐나다 과학 잡지 '더사이언티스트'는 "장-뇌 연결축 덕분에 장내 정보는 몇 분이 아니라 몇 밀리초 만에 뇌에 전달될 수 있다."고 하였다.

2017년 스위스 마이크로엔지니어링 연구소 볼몬트 연구팀은 실험용 쥐 두 집단을 대상으로 건강한 쥐의 장내세균과 알츠하이머병에 걸린 쥐의 장내세균을 각각 주입하는 실험을 했다. 그 결과 알츠하이머병에 걸린 쥐의 장내세균을 주입받은 쥐는 치매의 주된 원인으로 꼽히는 베타아밀로이드가 급증했다. 이는 장내세균이 뇌질환을 유발하는 단백질의 생성에 직접적으로 영향을 끼친다는 것을 시사한다.

예로부터로 아이가 배가 아플 때 어머니는 아이의 배를 쓰다듬으며 "엄마 손은 약손"이라고 하였다. 이 행동과 말이 과학적으로 근거가 있다고 밝혀졌다. 배를 쓰다듬을 때 두뇌와 복부 사이를 잇는 신경이 자극돼 통증이 줄어든다. 하지만 엄마의 약손은 임시 처방이다. 뭔가 근본적인 조치가 없으면 아이는 배앓이를 계속 할 것이다. 배앓이는 설사와 변비를 동반하고, 이런 증상이 오랫동안 반복되면 과민성 대장증후군이 된다. 자폐증 어린이의 40~90%가 배앓이를 한다. 배앓이가 정신질환과 밀접한 연관이 있다는 반증이다.

2015년 '국제정신의학지'에 발표된 연구 결과에 의하면 장 내세균은 뇌와 대장을 연결하는 신경망에 직접적으로 영향을 준다. 이 연구에서 다룬 내용은 다음과 같다. 잘 유지되고 있던 장내세균의 균형이 병원균 침입, 나쁜 음식, 항생제 사용 등으로 깨진다. 튼튼했던 대장의 막에 균열이 생기면서 장 누출이 일어난다. 장 누출로 대장의 독성물질이 혈액 내부로 침투해서 대장 전체에 염증을 일으킨다. 그리고 장내세균이 만들고 있던 유익한 두뇌조절물질이 줄어든다. 그 여파로 뇌에서 세로토닌이 제대로 생성되지 않아 우울증이 생긴다. 실제로 우울증과 조울증 환자의 피는 염증 물질의 농도가 높았다.

2018년 미국 하버드대학교 퀸타나 연구팀은 장내세균이 난치성 뇌질환인 다발경화증을 치료할 수 있다는 연구 결과를 발표했다. 다발경화증은 면역세포가 멀쩡한 신경세포를 공격해 염증을 유발하는 희귀질환으로 시력감퇴와 운동기능 상실로 이어진다. 연구 결과 미세아교세포가 분비하는 특정 단백질이 성상세포와 결합하면 TGF-α와 VEGF-B의 생성을 조절해 염증이 억제됐다. 이 특정 단백질은 장내세균이 트립토판을 분해할 때 나오는 물질이고 혈관을 통해 뇌로 전달된다. 연구팀이 다발경화증에 걸리게 한 쥐와 다발경화증 환자의 뇌세포에 각각 트립토판 분해 산물을 투여하자, 전염증성 유전자 발현은 억제되고 항염증성 유전자 발현이 증가해 염증이 억제됐다.

면역세포의 80%는 장점막에 있기 때문에 장 건강이 나쁘면 면역력도 떨어진다. 반대로 장이 건강하면 면역력이 높아져 질병의 발병 위험을 낮출 수 있다. 장을 건강하게 하려면 장내 유익균을 늘려야 한다. 서울대학교병원 소화기내과 이동호 교수는 "건강을 위해 인체에서 가장 신경 써야 할 장기가 바로 장이다."라고 강조했다. 장 건강이 나쁘면 면역세포가 적재적소에서 활동하지 못해 아토피 같은 자가면역질환이 생길 수 있다. 그리고 장내 유해균이 신경전달물질들의 분비를 방해해 우울증, 불면증, 치매, 파킨슨병이 생길 수도 있다. 장내 유해균들은 만성염증을 만들고, 만성염증은 성인병(당뇨병, 고혈압, 동맥경화 등)을 포함한 각종 질병과 암의 원인이 된다.

장내 유익균은 장으로 들어온 음식을 분해하고, 영양분이 혈액으로 흡수되도록 돕는다. 이 덕분에 몸속에서 비타민, 호르몬, 효소 등이 생산되고 대사가 잘 이루어지며 세포들이 활

성화된다. 대표적인 장내세균으로 알려진 유산균(젖산균)은 D-
젖산을 생성해 장을 건강하게 만든다.

03

만성염증

장내 유해균들은 독소와 유해 물질들을 많이 만들고, 이로 인해 만성염증이 생긴다. 만성염증은 혈관을 타고 몸 곳곳으로 퍼지며 문제를 일으켜 우울증, 불면증, 당뇨병, 고혈압, 아토피 등의 질환을 유발한다. 만성염증은 거의 모든 병의 원인이다. 만성염증이 일으키는 병들은 다음과 같다.

Ⅰ 암

사이토카인 같은 만성염증 물질은 세포를 변성시키고 세포 속 유전자에 변이를 유발하여 암을 잘 만든다. 서울대병원 건강증진센터의 연구 결과, 고감도CRP(염증반응 검사) 수치가 1mg/L 이하일 때보다 3mg/L 이상일 때 모든 암 발생·사망 발생률이 각각 38%·61%(남), 29%·24%(여) 올라갔다. 아주대학교병원 신경과 김병곤 교수는 "암의 전이과정이나 합병증에도 만성염증이 관여한다는 사실이 연구를 통해 증명됐다."고 하였다.

② 심·뇌혈관질환

염증 물질은 혈관을 위축시키고 혈관 확장과 관련된 혈관벽 기능을 망가트린다. 이렇게 되면 동맥경화나 고혈압 같은 질환이 잘 발생하고 심·뇌혈관질환으로 발전할 수 있다. 고혈압 환자들에게 심장병이 잘 생기는 것도 만성염증과 관련 있다. 미국 브리검영 여성병원이 협심증 환자 3천 771명을 대상으로 만성염증과 심근경색·뇌졸중의 상관관계를 조사했다. 그 결과 고감도CRP 수치가 1~3mg/L인 사람들은 1mg/L 미만인 사람들에 비해 심근경색·뇌졸중 발병률이 39% 높았다. 고감도CRP 수치가 4mg/L 이상인 사람들은 1mg/L 미만인 사람들에 비해 심근경색·뇌졸중 발병률이 52% 높았다.

③ 비만, 대사증후군, 당뇨병, 고혈압

만성염증은 세포의 활성도를 떨어트려 대사기능장애를 초래하고 인슐린저항성을 만들어 비만, 대사증후군, 당뇨병, 고혈압을 유발한다. 원광보건대학교 한성희 교수 연구팀이 2015년 '국민건강영양조사'를 활용해 성인 2천 536명을 조사한 결과, 고감도CRP 수치가 고농도인 여성들은 정상인 여성들보다 대사증후군 발병률이 2.9배 높았다. 미국 존스홉킨스대학교 엘리자베스 셀빈 교수 연구팀은 체중 감량을 한 사람에 대한 연구들을 모아서 고감도CRP 수치를 비교했더니 체중이 줄면 고감도CRP 수치도 같이 줄었다.

④ 자가면역질환, 빈혈

만성염증은 면역계에 혼란을 주어 자가면역질환을 일으키기도 한다. 만성염증 때문에 체내 면역반응이 과하게 일어나면 정상세포를 병원균으로 오해하여 공격해서 아토피, 류머티즘 관절염, 천식 같은 자가면역질환이 발병할 수 있다. 염증 물질이 혈액세포의 생성을 촉진하는 조혈호르몬의 정상 기능을 막으면 빈혈이 생긴다.

⑤ 근육감소증

몸에서 염증 물질을 만들 때 단백질을 사용한다. 그런데 염증 물질이 많아지면 그만큼 근육에 가야 하는 단백질의 양이 줄어든다. 일본 슈쿠도쿠대학교 연구팀의 연구 결과, 만성염증이 있는 사람들은 그렇지 않은 사람들보다 근육감소증 발생률이 1.5배 높았다.

⑥ 우울증, 불면증

아주대학교병원 홍창영 교수 연구팀이 우울증 환자들과 정상인들의 혈액 속 염증 물질을 조사한 결과, 염증 물질인 인터루킨-1알파 수치가 우울증 환자 그룹은 2.2pg/mL였고 정상인 그룹은 0.8pg/mL였다.

7 치매

만성염증은 뇌세포를 파괴해서 알츠하이머병 같은 치매질환도 초래한다. 아주대학교병원 신경과 김병곤 교수가 알츠하이미병 사망자의 뇌를 떼어내 신경세포가 죽은 이유를 조사하였더니 만성염증이 있었다.

04

유산균의 역할

프로바이오틱스는 유산균이자 장내 유익균이다. 다음은 무가당 요구르트와 김치 같은 발효식품에 풍부하게 함유되어 있는 프로바이오틱스 유산균이 우울증을 개선하는 데 큰 도움이 된다는 연구 결과들이다.

뉴질랜드 오클랜드대학교·오타고대학교 연구팀은 2012~2014년 임신 14~16주차 산모 423명 중 절반에게 프로바이오틱스를 복용하게 하고 나머지 절반에게 위약을 먹게 하는 실험을 하였다. 그 결과 프로바이오틱스를 섭취한 임산부 그룹은 대조군에 비해 우울·불안 수치가 상당히 낮았고, 임상적으로 확인된 불안증의 발생률은 절반 수준에 불과했다. 연구팀은 "일반적으로 전체 임산부의 10~15%가 산전·산후 우울증을 앓는다. 산후 우울증은 만성적인 우울증과 관련이 있고 장기적으로 아이의 삶에도 영향을 미칠 수 있다."고 경고했다. 극심한 산후 우울증은 태어난 아이들에게 정서, 인지, 행동, 애착, 학습, 정신 건강, 중독, 높은 자살 위험 등에 악영향을 줄 수 있다. 이 때문에 산후 우울증은 무엇보다 예방이 중요하다.

캐나다 맥마스터대학교 연구팀은 우울증과 과민성대장증후군이 있는 성인 44명을 두 그룹으로 나누고 한 그룹에 프로바이오틱스 제제를, 다른 그룹에 위약(가짜 약)을 10주간 섭취하게 했다. 연구를 시작한 지 6주가 지났을 때 프로바이오틱스를 섭취한 사람들의 64%가 우울증 증상이 감소한 반면 위약을 섭취한 사람들의 32%가 우울증 증상이 완화됐다. 프로바이오틱스의 주성분인 '비피도박테리움롱검'이 이런 훌륭한 역할을 했다. F-MRI 결과에서 비피도박테리움롱검을 섭취하지 않는 군에 비해 섭취한 군은 뇌 측두엽에 있는 편도체의 활성도가 감소한 것으로 확인되었는데, 편도체 활성도의 감소는 우울 지표의 개선과 연관 있다.

05

탄수화물

탄수화물은 우리 몸에 가장 많이 필요한 에너지원이다. 하지만 탄수화물이 다 좋은 것은 아니다. 좋은 탄수화물은 현미, 현미찹쌀, 귀리, 통밀 같은 껍질이 있는 통곡물이다. 통곡물은 식이섬유(섬유질)가 많이 함유되어 있고, 식이섬유는 장내 유익균의 먹이가 된다. 그래서 통곡물을 먹으면 장내 유익균들이 늘어난다. 하지만 통곡물의 껍질을 제거하고 먹으면 나쁜 탄수화물로 변한다. 나쁜 탄수화물을 많이 섭취하면 중성지방이 많아진다. 중성지방은 체내에서 합성되는 지방의 한 형태로 몸 여러 곳에 존재하고 있는데, 중성지방의 비율이 높아지면 혈관이 안 좋아져 혈관질환이 발생할 수 있다. 그리고 중성지방은 내장지방으로 쌓일 가능성이 높아서 장 건강에도 좋지 않다.

식이섬유는 곡물의 껍질에 매우 많이 함유되어 있다. 특히 현미는 수용성과 불용성 식이섬유소가 모두 함유되어 있어 변비를 개선하는 탁월한 효과가 있다. 변비를 해결하면 장이 훨씬 더 건강해지고 장내 유익균도 많이 늘어난다. 그리고 식이섬유는 지방을 분해하여 내장지방과 체지방을 줄이고 인슐린 감수성을 증가시킨다. 현미의 쌀겨층, 배아는 리놀레산이 많아 동맥경화와 노화 방지에 효과적이다. 현미는 단백질, 지방, 무기질, 비타민 등이 혼합되어 있어서 영양학적으로 매우 우수하지만 백미는 그렇지 않다. 쌀의 영양소는 95%가 껍질에 있다.

백미와 식빵은 혈당지수가 각각 85, 91이라서 혈당을 빨리 높이는 탄수화물 식품들이다.(설탕은 혈당지수가 109) 따라서 이런 음식들을 과다 섭취하면 당뇨병에 걸릴 위험이 증가한다. 반면 현미는 혈당지수가 55이고, 100% 통밀 식빵은 혈당지수가 50이다. 이렇게 껍질을 먹는 것은 굉장히 크다. 혈당지수가 높은 음식을 먹으면 혈당이 많이 올라가고 췌장에서 혈당을 낮추는 인슐린이 많이 나온다. 인슐린은 탄수화물을 세포 속으로 집어넣어 지방으로 바꾸고 저장하여 혈당을 내린다. 따라서 혈당지수가 높은 음식을 먹으면 그만큼 더 많이 지방이 되는 것이다.

현미는 발아현미로 먹는 것이 가장 좋다. 요즘 전기밥솥은 웬만하면 발아현미 기능을 지원하기 때문에 간편하게 발아현미 밥을 해먹을 수 있다. 현미를 계속 먹으면 현미의 고소한 맛을 느낄 수 있다. 필자는 백미보다 현미밥이 더 맛있다고 느껴질 정도로 현미밥은 엄청난 매력과 맛을 가지고 있다. 현미를 못 먹겠다면 현미찹쌀로만 밥을 해먹거나, 현미와 현미찹쌀을 혼합해서 먹어도 좋다. 현미찹쌀은 현미와 효능이 거의 흡사하고 처음 먹어도 백미보다 맛있다. 현미찹쌀은 생각보다 비싸지 않다. 인터넷 쇼핑 시세를 보면 현미와 백미는 가격이 같고, 현미와 현미찹쌀의 가격은 5~20% 정도 차이 난다. 백미는 섬유질이 거의 없기 때문에 먹으면 속이 더부룩할 때가 많다. 하지만 현미나 현미찹쌀을 먹게 되면 이런 일이 없어져서 식사 후 기분이 더 좋아진다.

영국 임페리얼대학교 다그핀 오운 교수 연구팀은 유럽 8개국 1만 2,403명을 대상으로 식이섬유와 제2형 당뇨병의 상관관계를 조사하였다. 그 결과 하루 26g 이상의 섬유질을 섭취한 사람들은 섬유질을 19g 미만으로 섭취하는 이들보다 제2형 당뇨병 발병률이 평균 18% 낮았다. 그리고 연구팀은 섬유질의 종류에 따라 제2형 발병 위험을 감소시키는 데 차이가 있는지 비교·분석했다. 그 결과 곡류의 섬유질을 꾸준히 섭취한 사람들은 제2형 당뇨병 발병률이 19% 낮았고, 채소와 시리얼 위주의 식단을 통해 섬유질을 섭취한 이들은 당뇨병 발병률이 16% 낮았다.

미국 하버드대학교 보건대학원의 쑨치 박사가 남녀 약 20만 명을 대상으로 14~22년에 걸쳐 실시된 3편의 연구 보고서를 종합 분석한 결과, 백미를 많이 먹으면 당뇨병이 발병할 위험이 증가하고 현미를 많이 먹으면 당뇨병이 발병할 위험이 낮아졌다. 백미를 일주일에 5번 이상 먹는 사람들은 한 달에 1번 미만 먹는 사람들에 비해 당뇨병 발병률이 평균 17% 높은 반면, 현미를 매주 2번 이상 먹는 사람들은 현미를 먹지 않는 사람들에 비해 당뇨병 발병률이 11% 낮았다. 또 백미를 먹는 횟수의 3분의 1을 현미로 대체한 사람들은 현미를 먹지 않는 사람들에 비해 당뇨병 발병률이 16% 낮아졌고 백미 전부를 현미, 통밀 같은 통곡물로 바꾼 사람들은 현미를 먹지 않는 사람들에 비해 당뇨병 발병률이 36%까지 줄어들었다. 이 결과는 체중, 당뇨병 가족력, 연령, 운동, 흡연 등 당뇨병 발병과 관련된 다른 위험요인들을 감안한 것이다. 쑨치 박사는 "백미는 도정하는 과정에서 겨와 싹에 있는 섬유질, 비타민, 미네랄 성분이 거의 다 깎여 없어지고 소화가 쉬운 단백질과 전분만 남기 때문에 현미와 많은 차이가 났다. 백미를 먹으면 소화효소가 알곡을 쉽게 뚫고 들어가 전분을 끌어내 소화시키기 때문에 혈당이 급속하게 상승한다."고 지적했다.

혈관 내 콜레스테롤 침착이 많아지면 혈액의 흐름을 방해하여 고혈압, 고지혈증, 동맥경화 등의 혈관질환이 발병할 수 있다. 현미에 풍부하게 함유되어 있는 옥타코사놀은 체내에 콜레스테롤이 흡수되는 것을 막아줄 뿐만 아니라 혈관 내에 쌓여있는 콜레스테롤을 제거한다. 그리고 통곡물의 식이섬유는 혈관에 쌓이는 유해한 LDL 콜레스테롤을 내보내고, 유익한 작용을 하는 HDL 콜레스테롤을 늘리는 작용을 해 동맥경화와 고혈압 예방 및 치료에 좋다.

통곡물은 비타민B6가 많이 들어있다. 비타민B6는 단백질 대사에 중요한 효소를 구성하는 성분으로 피부 건강에 필수적이며 세로토닌, 멜라토닌, 에피네프린 등의 신경전달물질의 생산과 분비에 관여하고 두뇌 발달과 신경 안정을 돕는다. 이 때문에 비타민B6가 결핍되면 단백질대사가 제대로 이뤄지지 않아 피부염, 구내염, 구순염, 설염 등이 나타나고 신경전달물질 분비에도 문제가 생겨 신경과민이나 우울증, 불면증이 유발된다.

통곡물은 엽산을 많이 함유하고 있다. 영국 요크대학교 보건과학부 사이먼 박사 연구팀이 1만 5,315명을 대상으로 진행된 11건의 연구 사례를 분석한 결과, 혈중 엽산 수치가 낮을수록 우울증의 발병 위험이 증가했고 우울증 환자들의 3분의 1이 엽산 결핍 상태였다.

미국 존스홉킨스대학교 엘리자베스 C.마츠이 · 윌리암 마츠이 박사 공동연구팀의 연구 결과, 혈중 엽산 수치가 높은 이들은 아토피를 비롯한 알레르기 반응이나 천식 따위로 숨을 헐떡이는 증상을 말하는 천명 등의 발생률이 낮았다. 이 연구는 2005~2006년 미국에서 진행되었던 '국가건강 · 영양실태조사'에 참여했던 평균 연령 38세의 피험자 총 8,083명을 대상으로 혈중 엽산 수치와 전체 IgE 수치, IgE 항체들의 수치 등을 조사한 결과다.

통곡물은 아연도 많이 들어있다. 아연은 신경계에 중요한 신경전달물질이라서 아연이 결핍되면 우울증, 불면증, 피로, 식욕부진, 탈모 등의 질환이 발생할 수 있다. 우울증 환자들의 혈중 아연 농도는 건강한 사람에 비해 낮은 편이다. 아연은 '우울증 해소 미네랄'로 불리며 뇌의 해마와 대뇌피질에서 항우울 효과를 낸다. 갱년기로 인해 우울증이 생길 때 아연 섭취는 매우 중요하다. 이 무기질이 호르몬 변화를 조절하는 데 도움이 되기 때문이다. 아연은 우울증 외에도 신경성 식욕부진증과 스트레스 치료에 사용되는 등 정신 건강에 여러모로 이롭다. 평소 입이 잘 마르고 맛을 잘 느끼지 못하는 사람은 아연을 보충하면 효과적이다. 아연은 전립선비대증 예방과 치료에도 도움을 준다.

아연은 면역력도 많이 강화시킨다. 미국 터프트대학교 인간영양연구센터의 연구 결과, 나이가 들어 혈중 아연 농도를 정상으로 유지하면 폐렴의 발병 위험을 많이 줄일 수 있었다. 혈중 아연 농도를 정상으로 유지한 노인들은 혈중 아연 농도가 낮은 노인들보다 폐렴 발병률이 약 50% 낮았고, 혈중 아연 농도가 높은 노인들은 사망률이 39% 낮았다. 메이다이 박사는 "아연이 부족한 노인이 폐렴에 걸리면 혈중 아연 농도가 정상인 노인보다 회복기간이 길고 더 많은 항생제를 써야 했다."고 하였다. 하지만 아연을 영양제로 따로 먹는 것은 오히려 부작용만 불러올 수 있다. 아연 영양제를 섭취한 1천 360명을 분석한 연구 결과, 56.2%의 사람들이 미각소실, 구역질, 어지럼증 등의 부작용이 있었다. 따라서 아연은 식품으로만 섭취하는 것이 좋다.

현미의 효능은 다음과 같다.

01 현미에 풍부하게 함유된 옥타코사놀은 스트레스를 줄여주고 피로회복에 도움이 된다. 그리고 혈관에 좋은 HDL 콜레스테롤을 늘리고, 혈관에 나쁜 LDL 콜레스테롤은 줄인다.

02 현미에 풍부하게 함유된 항산화물질인 토코페롤과 감마오리자놀은 활성산소를 제거하여 세포의 노화를 막고 세포막을 유지해준다. 활성산소는 염증을 만들어 혈관을 막을 수 있고 세포를 손상시키거나 호르몬 체계를 혼란시켜 고혈압, 당뇨병, 아토피, 우울증, 불면증, 암 등의 질병들을 유발한다.

03 현미는 항암효과가 있는 베타시스테롤, 셀레늄이 함유되어 있다. 이 성분들은 암을 예방할 뿐만 아니라 암세포의 증식을 억제한다.

04 현미에 풍부하게 함유되어 있는 토코페롤, 감마오리자놀, 베타시스테롤, 셀레늄은 체내 염증을 많이 줄인다.

05 현미에 함유된 베타시스테롤은 전립선질환과 탈모를 예방한다. 이 성분은 소변을 잘 나오게 하고, 모발 성장과 탈모 방지에 큰 도움을 준다.

06 갱년기 여성들은 호르몬 감소로 인해 안면홍조, 두통, 현기증, 불면 등이 나타난다. 이와 같이 호르몬계의 밸런스가 맞지 않으면 자율신경에 영향을 준다. 현미에 함유된 감마오리자놀 성분은 뇌와 신경을 조절하는 자율신경을 안정시키는 작용을 해 갱년기질환 개선에 큰 도움을 준다.

07 현미에 함유된 비타민B는 피부의 잡티를 제거하여 피부를 맑고 깨끗하게 해주는 효과가 있고, 토코페롤은 피부의 노화를 막아주며 주름을 예방하는 효과가 있다. 또한 현미는 몸속에 있는 독소

를 제거하여 피부질환을 완화한다.

08 현미에 풍부한 식이섬유는 변의 양을 늘리고 변이 통과되는 시간을 단축시키고 변을 부드럽게 만들어주기 때문에 변비 개선에 큰 도움이 된다. 그리고 식이섬유는 함께 섭취한 음식물의 칼로리를 억제하고 포만감을 높여 다이어트에도 효과가 있다.

고구마는 혈당지수가 55로 준수하고 열량도 100g당 128kcal밖에 안 된다. 고구마는 익혀서 껍질을 제거하고 먹어도 식이섬유가 풍부하여 건강에 좋은 식품이다. 고구마는 익혀 먹어도 좋지만 생으로 먹으면 더 좋다. 생고구마를 껍질째 썰어서 반찬으로 먹으면 건강에 매우 좋다.

단백질

지방이 거의 없는 육류를 좋은 식품으로 아는 사람들이 많다. 그래서 탄수화물을 줄이고 닭가슴살이나 지방이 적은 육류를 과다 섭취하는 사람들이 굉장히 많다. 하지만 이것은 큰 오해이고 몸을 완전히 망가트리는 행위이다. 우리 몸에 가장 많이 필요한 에너지원은 탄수화물이지 단백질이 아니다. 단백질은 좋은 단백질(식물성 단백질, 요구르트, 계란)과 나쁜 단백질(육류)이 있다. 나쁜 단백질을 먹으면 건강에 나쁘지만 좋은 단백질을 먹으면 건강에 좋다. 단백질도 우리 몸에 필요한 필수 성분이라서 어느 정도 먹어야만 하는데 최대한 좋은 단백질로 섭취하는 것이 좋다. 나쁜 단백질(육류)을 먹으면 다음과 같은 현상들이 나타난다.

01 육류를 섭취하면 단백질 분해과정에서 해로운 암모니아가 생성되어 신장에 부담을 준다. 그래서 우리나라에 신부전증 환자가 많고 국민건강보험 지출 내역 중 신장질환의 비중이 상위권이다.

신장이 안 좋으면 노폐물을 제대로 배출하지 못해 장을 포함한 몸 전체에 엄청난 피해를 준다. 소변에 피가 섞여 나오는 것은 지금 신장이 안 좋다는 신호다. 따라서 이런 사람들은 육류를 절대 섭취하지 말아야 한다.

02 육류를 먹게 되면 인체에 산이 많이 형성된다. 인체는 혈액이 산성화되는 것을 막기 위해 뼛속에 있는 칼슘(알칼리 미네랄)을 끌어다 쓰는 항상성 메카니즘이 있다. 그래서 육류를 많이 먹으면 칼슘이 소실돼서 골다공증이나 충치가 생기는 것이다. 그리고 암은 산성화된 몸에서 매우 잘 자라기 때문에 육류를 많이 먹는 식단은 우리 몸을 '암 발생 최적화'로 만드는 행위다.

03 우리는 육식동물이 아니다. 육식동물의 장 길이는 몸통의 3배지만 인간의 장 길이는 몸통의 12배. 인간은 육류를 다 소화할 때까지 굉장히 오랜 시간이 걸리는데, 이때 매우 해로운 독성물질인 요산이 발생한다. 육식동물이나 잡식동물은 이 요산을 간에서 잘 제거하지만 인간은 극히 소량의 요산만 제거 가능하다. 요산은 인체에 염증을 만들고 통풍(요산 관절염), 신부전증 등 각종 질환을 유발한다.

04 육류를 먹으면 장내 유해균이 많이 늘어난다. 장내 유해균이 만들어낸 독소와 노폐물은 장속에서 유해균을 더 증식하게 만드는 악순환을 일으킨다. 육류 섭취로 생기는 질소 잔류물들은 '장내 부패'를 일으킬 수도 있다.

Ⓖ 단백질

이러한 이유로 육류 위주의 식사를 하는 사람들은 골다공증, 소화불량, 신부전증, 변비, 통풍 등 여러 가지 부작용이 생긴다. 우리나라는 체질에 맞지 않는 육류의 식사를 많이 하기 시작하면서 대장암 발병률 세계 1위를 비롯해 각종 질병 발병률이 상위권을 기록하고 있다. 한국인은 소화효소를 분비하는 췌장이 서양인에 비해 12.3% 정도 작고, 인슐린 분비능이 36.5% 정도 낮아서 육류 섭취를 안 하는 것이 좋다. 예전에 육류를 거의 섭취하지 않았던 우리나라 국민들은 건강한 편에 속했다.

우리는 육류를 먹을 때 직화구이로 먹는 경우가 많은데, 이는 우리 몸에 가장 해로운 음식 섭취 방식이다. 고기를 구우면 벤조피렌이라는 발암물질이 생기는데, 직화구이는 이 벤조피렌의 생성을 엄청나게 높인다. 그리고 직화구이로 검게 탄 음식은 위암 발생률을 높인다. 따라서 육류를 먹을 때 그나마 괜찮은 방법은 수육으로 먹는 것이다. 고기를 구워 먹더라도 팬에 구워 먹어야 한다. 가장 해로운 육류는 가공육이다. 가공육은 해로운 합성첨가물들이 잔뜩 들어있기 때문에 먹지 말아야 한다.

미국 로마린다대학교 개리 프레이저 박사와 프랑스 아그로파리테크 마리오티 박사가 이끄는 공동연구팀이 성인 약 8만

1천 명을 대상으로 동물성 단백질과 식물성 단백질의 차이에 대해 조사하였다. 그 결과 육류의 동물성 단백질을 과다 섭취하는 사람들은 심혈관질환 발병률이 60% 정도 높았다. 반면 견과류와 씨앗에 들어있는 식물성 단백질을 많이 섭취하는 사람들은 심혈관질환의 발병률이 40% 정도 낮았다. 지금까지 과학자들은 육류 속의 '나쁜 지방'은 건강을 해치고 견과류와 씨앗 속의 '유익한 지방'은 건강에 도움이 되는 방향으로만 생각해 왔다. 그러나 연구팀은 이 연구 결과를 "동물성 단백질과 식물성 단백질도 건강에 미치는 생물학적 효과에 큰 차이가 있음을 보여주는 것"이라고 설명했다.

미국 하버드대학교 보건대학원의 연구 결과, 1일 섭취 열량의 10%를 탄수화물 대신 육류 등 동물성 단백질로 대체하면 심혈관질환으로 인한 사망률이 8% 증가했다. 대신 1일 섭취 열량의 3%를 콩이나 곡물 등 식물성 단백질로 전환하면 동일 요인으로 인한 사망률은 12% 감소했고 총 사망률은 10% 감소했다.

미국 하버드대학교 연구팀이 연구 시작 당시 건강한 10만 3,881명을 대상으로 고혈압과 육류의 상관관계를 12~16년 동안 연구하였다. 그 결과 일주일에 2회 이상 육류(적색육, 생선,

닭)를 먹는 사람들 중 15회 이상 고기를 구워 먹은 사람들은 그 횟수가 4회 미만인 사람들에 비해 고혈압 발병률이 17% 더 높았다. 또한 바짝 익힌 육류를 좋아하는 사람들은 덜 익힌 육류를 섭취한 사람들보다 고혈압 발병률이 15% 높았다. 연구팀은 대상자들의 식생활을 바탕으로 헤테로고리방향족아민(HAA)의 섭취율도 조사했다. HAA는 고기를 구울 때 발생하는 물질로 염증이나 암 발생에 영향을 준다. HAA의 섭취가 가장 많았던 상위 20%는 하위 20%보다 고혈압 발병률이 17% 더 높았다.

'클리브랜드 클리닉'에서 육류가 죽상동맥경화와 고혈압을 일으키는 경로를 발견했다. 육류에 풍부한 아미노산의 일종인 엘카르니틴이 장내세균에 의해 트리메틸아민으로 변환되었고, 이것이 다시 죽상동맥경화를 촉진하는 TMAO로 변환되었다. 엘카르니틴이 소화된 후 장내세균에 의해 트리메틸아민보다 1,000배 많은 중간대사물질인 GBB가 다량 생성됐고, 이 역시 죽상동맥경화를 촉진했다. 죽상동맥경화가 장기간에 걸쳐 진행되면 혈압이 올라가 고혈압의 몸으로 변하게 된다.

육식을 하면 당뇨병을 더 발생시킨다. 싱가포르 Duke

NUS 의대 연구팀은 45~74세 총 6만 3,257명을 대상으로 육류와 당뇨병의 상관관계를 조사하였다. 소고기나 돼지고기 등 적색육을 많이 먹은 사람들은 적색육을 전혀 섭취하지 않거나 아주 적게 먹은 사람들보다 당뇨병 발병률이 23% 높았다. 닭이나 오리, 거위 등의 가금류를 많이 먹는 사람들은 그렇지 않은 사람들보다 당뇨병 발병률이 15% 증가했다.

2014년 채널A 방송국의 이혜영 기자는 육류와 장내세균의 상관관계를 알아보기 위해 서울 보라매병원 오범조 교수의 도움을 받아 본인이 직접 45일간 '육류 금식'을 하였다. 실험 전후 장내세균 변화는 미생물군집분석연구소 천랩에 채변 샘플을 의뢰해 분석했다. 6주 후 장내세균의 변화는 뚜렷하게 나타났다. 전체 장내세균 중 75.7%를 차지하던 피르미쿠테스의 비중이 47.3%로 줄었다. 반면 15.7%에 불과했던 박테로이데테스는 47.7%로 늘었다. 더불어 체중도 3kg 빠졌다.

뇌신경세포에서 트립토판을 주원료로 세로토닌을 합성한다. 트립토판은 음식을 통해 흡수해야만 하는 필수 아미노산 중 하나다. 음식 섭취로 호르몬 생산량을 좌우할 수 있다는 것은 우울증 같은 병도 음식으로 치료할 수 있다는 것을 의미한다. 그럼 트립토판이 함유된 육류 식품을 먹으면 세로토닌

ⓢ 단백질

을 증가시킨다는 오해를 가질 수 있다. 하지만 연구 결과 육류를 먹어도 뇌의 세로토닌 수치는 올라가지 않았고, 그 이유는 다음과 같다. 아미노산이 혈액뇌관문을 통과하기 위해서는 운반단백질에 운반되어 들어가야 하는데, 이 운반단백질은 오직 하나의 아미노산만 운반할 수 있다. 육류는 다른 아미노산들이 훨씬 많이 포함되어 있기 때문에 상대적으로 다른 아미노산들이 뇌에 더 많이 흡수되어 유의미한 세로토닌 증가는 나타나지 않은 것이다. 오히려 고탄수화물 음식을 먹었을 때 뇌의 세로토닌 양이 증가했다. 그 이유는 탄수화물이 혈당량을 낮추는 호르몬인 인슐린 분비를 자극하여 다른 아미노산들이 근육으로 흡수되었고, 혈장에 남은 트립토판이 상대적으로 뇌에 많이 흡수되어 세로토닌으로 합성됐기 때문이다. 그래서 우리는 기분이 우울할 때 행복 호르몬인 세로토닌을 합성하기 위해 탄수화물이 먹고 싶어지는 것이다.

육류와 다르게 계란은 우리 몸에 이롭다. 계란은 콜레스테롤을 꽤 함유하고 있어서 한때 기피 음식으로 거론되며 오해를 받았다. 콜레스테롤은 건강에 좋은 HDL 콜레스테롤과 건강에 나쁜 LDL 콜레스테롤이 있다. LDL 콜레스테롤은 혈관벽 안쪽에 파고들어 각종 염증반응을 일으킨 후 덩어리처럼 뭉쳐져 혈관벽에 붙은 상태인 죽상경화반을 형성하거나 전체적으로 혈관벽을 두꺼워지게 한다. HDL 콜레스테롤은 혈관 벽에 쌓여있는 LDL 콜레스테롤을 다시 빼내 제거하는 기능을 한다. 계란은 LDL 콜레스테롤은 줄이고 HDL 콜레스테롤만 늘려주기 때문에 건강에 좋다.

농촌진흥청이 5주 동안 실험용 쥐에 계란을 먹인 결과, 총 콜레스테롤 수치는 늘지 않았을 뿐만 아니라 오히려 몸에 좋은 HDL 콜레스테롤 수치가 약 20% 증가했다. 과다 섭취한 콜레스테롤은 몸에 쌓이지 않고 배출됐다.

중국 베이징대학교 공공보건대학 연구팀은 2004년부터 2008년까지 암, 심혈관질환, 당뇨병이 없는 건강한 중국 성인 약 50만 명을 대상으로 계란 섭취의 영향에 대해 조사하였다. 그 결과 하루에 계란 1개를 섭취한 사람들은 계란을 먹지 않는 사람들에 비해 심혈관질환 및 뇌졸중 발병률이 18% 낮았고 심근경색으로 인한 사망률은 28% 낮았다. 연구팀은 계란에 함유된 루테인 성분과 라이소자임 성분이 항산화작용과 면역력 향상에 큰 도움을 주어 이 결과가 나온 것으로 풀이했다.

한양대학교병원 김미경 교수 연구팀은 대사증후군이 없는 40대 이상의 1천 663명을 대상으로 평균 3.2년 동안 계란 섭취와 대사증후군의 상관관계를 조사했다. 그 결과 1주일에 계란을 3개 이상 먹는 남성들은 계란을 먹지 않는 남성들과 비교해 대사증후군 발생 위험이 54% 낮았고, 여성들은 46% 낮았다. 대사증후군은 복부비만, 고혈당증, 고혈압, 고중성지방혈증, 낮은 고밀도콜레스테롤혈증 중 3가지 이상이 한꺼번에 찾아온 상태다.

경일대학교 김미현 교수가 '국민건강영양조사'에 참여한 40~64세 성인 여성 1천 230명을 대상으로 계란 섭취량과 만성질환의 상관관계를 조사하였다. 그 결과 계란을 주 3~5개 섭취하는 여성들은 계란을 섭취하지 않는 여성들에 비해 고혈당증 발병률이 52% 낮았다. 고혈압과 대사증후군 발병률도 계란을 주 3~5개 섭취한 여성들은 계란을 섭취하지 않는 여성들에 비해 각각 48%, 49% 낮았다. 고혈당증은 공복 혈당이 126mg/dL 이상인 상태를 말한다. 공복 혈당이 126mg/dL 이상이고 식후 2시간 혈당이 200mg/dL 이상이면 당뇨병으로 진단한다.

계란과 무가당 요구르트로 단백질을 섭취하면 육류에 들어있는 모든 영양소를 흡수할 수 있다. 그래서 육류를 섭취할 필요가 없다. 계란은 엽산, 마그네슘, 칼륨, 칼슘, 철분 등의 좋은 성분들이 많이 함유되어 있다. 계란의 효능은 다음과 같다.

① 혈관 건강 개선

계란 노른자는 우리 인체 세포막의 중요한 구성 성분 중 하나인 레시틴이 풍부하게 함유되어 있다. 레시틴은 물과 기름이 잘 섞이게 하는 유화작용을 해서 혈관에 쌓인 나쁜 콜레스테롤을 제거한다. 레시틴은 혈행을 방해하는 기름 성분을 제거하기 때문에 혈관 건강을 개선하고 고혈압, 동맥경화, 심근경색 등과 같은 질환을 예방한다. 레시틴은 이 밖에도 치매예방, 근육통 완화, 간 보호, 간질환 예방 등에 도움이 되는 성분이다.

② 면역력 향상

계란 흰자에 함유된 리소자임은 살균효과가 있어서 우리 몸을 세균으로부터 지키는 1차 방어막 역할을 하고, 점액 배출을 촉진하여 가래나 콧물을 체외로 배출시켜 편안한 호흡을 유도한다. 계란 한 개에 셀레늄은 1일 섭취 권장량의 22% 정도 들어있다. 셀레늄은 면역력을 향상시키고 갑상선샘 호르몬을 조절하는 데 도움을 주는 성분으로 어린아이나 임산부, 그리고 면역력이 약해진 환자들에게 도움이 되는 천연 영양제다. 어린아이들이 계란을 자주 섭취하면 케샨병(심근증)이

ⓔ 단백질

나 카신베크병(뼈가 변형되는 질환)을 예방한다.

③ 스트레스 감소

계란에 함유된 아미노산인 라이신은 신경기관에서 세로토닌 수치를 조절해 스트레스를 감소시키고 불안한 증상도 줄여준다.

④ 눈 건강 향상

계란은 루테인이 풍부하게 함유되어 있다. 루테인은 시력 손실의 주요 원인으로 꼽히는 황반변성을 예방하는 효과가 있을 뿐만 아니라 스마트폰이나 컴퓨터에서 나오는 푸른빛(블루라이트)으로 인한 손상에서 눈을 보호하는 작용도 한다. 계란은 제아잔틴도 풍부해서 시력 감퇴를 늦추고 백내장을 예방하는 효과가 있다.

⑤ 뼈와 치아에 좋다.

삶은 계란 한 개는 비타민D가 1일 섭취 권장량의 30% 정도 들어있다. 비타민D는 칼슘의 흡수와 이용을 돕는다.

⑥ 우울증과 불면증 개선

계란은 세로토닌의 주원료인 트립토판이 풍부하게 들어있다. 그리고 엽산이 풍부하게 함유되어 있어 우울증과 불면증을 개선한다.

7 항염·항암효과

계란 노른자에 들어있는 포스비틴 성분은 항염 및 항균, 면역력 증강, 혈압 개선의 효과가 있을 뿐만 아니라 자궁암·위암·간암세포를 해독하는 효과가 있다.

8 두뇌에 좋다.

계란은 몸 건강에 좋을 뿐만 아니라 두뇌 건강에도 매우 도움이 되는 음식이다. 계란은 세포막을 구성하는 요소이자 신경전달물질의 하나인 아세틸콜린을 합성하는 데 꼭 필요한 물질인 콜린이 함유되어 있다. 콜린 결핍은 신경질환과 관련 있으며 인지기능을 저하시킨다.

9 피부 개선

피부 건강과 윤기나는 머릿결을 위해서 계란을 섭취하는 것이 좋다. 비타민B 복합체는 피부, 머리카락, 눈, 간의 건강을 위해 꼭 필요한 영양소이고 신경계가 적절하게 기능하도록 돕는다. 계란에는 이러한 비타민B2가 많이 함유되어 있다.

10 임산부에게 좋다.

계란은 엽산이 풍부하게 함유되어 있다. 엽산은 체내에 세

ⓖ 단백질

포분열을 도와주는 영양소로 임산부나 가임기 여성이 섭취하면 건강한 출산에 좋다. 그리고 계란은 엽산 외에도 철분, 칼슘 등 임산부와 태아의 건강에 도움이 되는 영양소가 풍부하게 함유되어 있다.

⑪ 다이어트

계란 한 개는 열량이 80kcal 밖에 되지 않지만 단백질이 풍부하고 포만감을 크게 주어 식사량을 줄여주는 데 도움이 된다.

⑫ 항산화효과

계란은 셀레늄이 풍부하게 들어있다. 셀레늄은 세포 내 활성산소의 생성을 억제하는 항산화작용을 하고 혈관과 갑상선을 건강하게 만드는 필수 무기질이다. 셀레늄은 근육 생성에도 도움이 된다.

단백질 1일 섭취 권장량은 50g밖에 되지 않는다. 쌀은 7~8%의 단백질이 들어있기 때문에 하루 2끼의 밥만 먹어도 단백질 1일 섭취 권장량의 절반 이상을 채운다. 그리고 고구마와 감자에 단백질이 조금씩 들어있고 계란, 콩나물, 두부를 자주 먹으면 단백질 섭취를 걱정할 필요가 없다. 무가당 요구르트, 아몬드를 간식으로 먹으며 단백질을 보충하는 것도 매우 좋다. 간은 단백질을 스스로 만들어낸다. 단백질을 늘리기 위해 육류를 먹으면 유해균이 늘어나서 독소를 만들기 때문에 간에 나쁜 영향을 준다. 그래서 장기적으로 보면 육류 섭취는 체내 단백질 비율을 줄이는 행위다. 단백질 섭취에 너무 과도한 신경을 쓸 필요 없다.

ⓔ 단백질

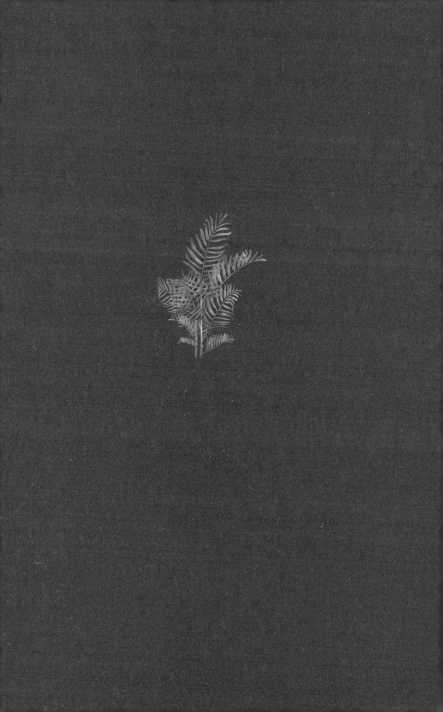

병을
치료하는
간식

무가당 요구르트
과일
견과류
물
설탕 대체재
파무침 샐러드
천연 치료제 양파

무가당 요구르트

무가당 요구르트에 풍부하게 함유된 프로바이오틱스 유산균은 장에 도착할 때까지 강한 위산 등으로 많이 죽지만 분해되면서 '박테리오신'이라는 물질이 생긴다. 박테리오신은 염증을 줄이는 항염작용을 하고 장내 유해균들을 퇴치하는 탁월한 효과가 있다.

무가당 요구르트를 먹으면 장내 유산균이 많이 늘어나고 장내 유해균이 그만큼 줄어든다. 왜냐면 대부분의 사람들은 장내미생물의 총합이 일정하게 유지되기 때문이다. 요구르트가 아무리 좋다고 해도 설탕이나 액상과당이 든 요구르트는 먹으면 안 된다. 액상과당은 혈액 속 염증 물질을 만드는 최종당화산물을 만들어 혈관에 큰 치명상을 가한다. 설탕은 장내 유해균의 먹이가 되므로 장내 유해균을 많이 늘리고 장 건강을 나쁘게 만든다. 그리고 설탕은 분해될 때 우리 몸에서 칼슘을 뺏어간다. 설탕이 든 가공식품을 많이 먹으면 치아가

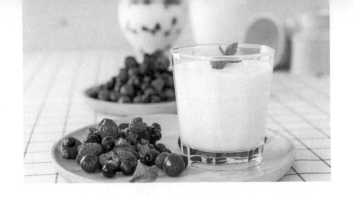

썩는 이유도 이 때문이다. 칼슘은 신경을 안정시키고 세로토닌과 멜라토닌의 분비를 돕는 미네랄이다. 칼슘이 부족하면 신경이 예민해지고 두통이 생기거나 우울증에 걸리기 쉬우며 수면부족 상태가 되어 병이 악화된다.

안동대 식품영양학과 이혜상 교수가 2014년 6기 국민건강영양조사 자료를 이용해 65세 이상 노인 1천 209명의 우울증 원인을 분석했다. 노인의 우울증 발생과 관련 있는 영양소는 우리나라 노인이 가장 부족하게 섭취하는 미네랄인 칼슘이었다. 칼슘 섭취가 부족한 노인들의 우울증 발병률은 칼슘을 충분히 섭취하는 노인들의 1.7배였다.

요즘은 무가당 요구르트가 많이 판매되고 있는데, 원유 함량 99% 이상의 제품을 구매하는 것이 좋다. 요구르트의 당분은 1%의 꿀로 되어있거나 아예 없는 것이어야 한다. 당분이 꿀로 함유된 요구르트는 건강에 좋고 굉장히 맛있다. 당분이 없는 제품도 기분 좋은 신맛이 나며 맛있다.

아일랜드 코크대학교의 존 크라이언 박사는 28일 동안 쥐에게 요구르트의 유산균인 '락토바실러스 람노수스'를 섞은 수프를 주고 일련의 스트레스 테스트를 실시했다. 그 수프를 먹은 쥐들은 보통 먹이를 먹은 쥐들에 비해 불안한 행동을 보이지 않았고, 스트레스 호르몬인 코르티코스테론 수치도 훨씬 낮았다. 그리고 유산균 수프를 먹은 쥐들은 불안과 연관이 있는 뇌 부위인 편도체의 수용체 발현이 감소하는 등 뇌 기능에도 변화가 나타났다.

미국 버지니아대학교 의대 고티에 박사 연구팀은 쥐를 스트레스에 노출시키기 전과 후의 장내세균 변화를 관찰했다. 그 결과 스트레스에 노출되었을 때 장내에 락토바실러스가 줄어들면서 우울증 유사 행동이 나타났다. 이 쥐들에게 락토바실러스가 함유된 먹이를 주자 우울증 유사 행동은 사라지고 거의 정상으로 되돌아왔다. 연구팀은 이유를 밝혀내기 위해 쥐들로부터 혈액샘플을 채취하여 우울증을 촉진하는 대사산물로 알려진 키누레닌의 혈중 수치를 측정했다. 그 결과 장에서 락토바실러스가 줄어들었을 때 키누레닌이 증가하였다.

키누레닌은 염증과 함께 생성되는 대사산물이고, 우울증은 염증과 연관이 있다.

네덜란드 라이덴대학교 뇌·인지연구소 스텐베르헌 박사 연구팀은 건강한 남녀 40명을 무작위로 20명씩 두 그룹으로 나누어 한 그룹에게 락토바실러스, 락토코커스, 비피도박테리움롱검 등 분말 프로바이오틱스 2g을 4주 동안 매일 따듯한 물에 타 마시도록 했다. 연구팀은 나머지 20명에게 색, 맛, 냄새는 똑같지만 프로바이오틱스가 함유되지 않은 가짜 분말을 먹도록 했다. 연구팀은 실험 전후 심리학자들이 우울증 소지를 평가하는 데 사용하는 정밀 설문조사를 시행했다. 그 결과 프로바이오틱스를 먹은 그룹은 부정적인 생각과 공격적 사고가 크게 감소하였다.

일본 에히메대학교 미야케 요시히로 교수 연구팀이 2007년부터 1년간 임산부 약 1,700명을 대상으로 설문조사를 한 결과, 유산균을 다량 섭취한 그룹은 적게 섭취한 그룹에 비해 우울증 발병률이 70% 정도 낮았다.

요구르트에 풍부하게 함유된 트립토판은 뇌에서 세로토닌과 멜라토닌을 생성할 때 주원료로 사용된다. 그리고 요구르트에 풍부하게 함유된 마그네슘 또한 세로토닌과 멜라토닌을

❶ 무가당 요구르트

생성할 때 원료로 사용된다. 요구르트는 '우울증 해소 미네랄'로 통하는 아연도 많이 함유되어 있다. 아연은 뇌의 해마와 대뇌 피질에서 항우울 효과를 낸다. 요구르트는 혈압 건강의 필수 영양소인 칼슘, 칼륨, 마그네슘이 모두 풍부하게 함유되어 있고, 혈압을 개선하는 성분도 들어있다. 그래서 무가당 요구르트를 자주 먹으면 혈압이 개선된다. 무가당 요구르트는 완전식품이라서 거의 모든 영양소가 다 들어있다고 봐도 무방하다. 무가당 요구르트는 건강에 매우 중요한 비타민 D를 비롯한 비타민들도 많이 함유되어 있다. 그래서 몸이 안 좋거나 머리가 아플 때, 컨디션이 안 좋을 때 무가당 요구르트를 많이 먹으면 몸이 좋아지는 것을 체감할 수 있다. 요구르트는 100g당 50kcal로 열량도 매우 낮다.

미국 보스턴대학교 의대 저스틴 부엔디아 연구원은 '간호사건강연구'와 '전문의료원건강후속연구'에 참여한 의료인 7만 4,609명의 18~30년에 걸친 조사 자료를 분석하였다. 그 결과 매주 요구르트를 5번 이상 마시는 사람들은 이를 한 달에 한 번 정도 마시는 사람들에 비해 고혈압 발병률이 약 20% 낮았고, 심근경색 및 뇌졸중 발병률은 17~21% 낮았다. 부엔디아 연구원은 "요구르트에 들어있는 '카제인 유래 트리펩티드'가 인체의 혈압을 조절하는 시스템 중 하나인 레닌-

안지오텐신 시스템에 작용하여 혈압을 떨어트리는 것이 동물 실험과 임상시험에서 밝혀졌다."고 전했다.

미국 국립 '심장·폐·혈액연구소'가 약 1만 2천 명을 대상으로 15년간 진행한 연구 결과, 장기간 요구르트를 즐겨 마신 사람들은 수축기 혈압이 낮고 고혈압의 발병 위험이 낮은 것으로 나타났다. 매일 섭취하는 칼로리의 최소 2%를 요구르트로 섭취하는 사람들은 그렇지 않은 사람들에 비해 고혈압 발병률이 31% 낮았다. 그리고 요구르트를 섭취하는 사람들은 이를 섭취하지 않는 사람들 보다 수축기 혈압이 낮았다.

호주 그리피스대학교 보건대학원의 쑨징 박사가 혈압이 정상이거나 높은 성인 총 543명을 대상으로 한 9편의 관련 연구 논문을 종합 분석한 결과, 프로바이오틱스가 들어있는 요구르트, 치즈 등을 꾸준히 섭취하는 사람들은 그렇지 않은 사람들보다 혈압이 낮았다. 프로바이오틱스 식품을 꾸준히 먹는 사람들은 이를 먹지 않는 사람들에 비해 최고 혈압인 수축기 혈압이 평균 3.65㎜Hg, 최저 혈압인 이완기 혈압은 2.38 ㎜Hg 낮았다.

핀란드 헬싱키대학교의 엠마 마르샨 교수 연구팀이 자신이나 남편에게 아토피 같은 알레르기가 있는 임산부 1천 223명을 두 그룹으로 나누어 임신 8개월부터 각각 프로바이오틱스 성분의 정제와 가짜 약을 섭취하게 했다. 알레르기는 일부 유전이 되기 때문에 이들의 자녀가 알레르기 환자가 될 가능성은 그렇지 않은 아이보다 더 높다. 연구팀은 중도 하차한 임산부를 제외하고 이들에게서 태어난 925명의 자녀에게도 생후 6개월부터 프로바이오틱스와 가짜 약을 먹였다. 아이들은 생후 3, 6, 24 개월에 알레르기 검사를 받았다. 그리고 아이들 중 무작위로 선택된 98명은 생후 6개월에 혈액검사를 받았다. 그 결과 프로바이오틱스를 섭취한 아이들과 프로바이오틱스를 섭취한 산모의 아이들은 가짜 약을 먹은 아이들보다 아토피 피부염이 30% 정도 적었다. 연구팀은 "프로바이오틱스를 섭취한 아이들이 조직염증반응과 관련 있는 단백질 수치가 50% 정도 더 높았다. 이 단백질은 염증반응을 촉진시켜 알레르기 반응을 줄이는 역할을 한다."고 밝혔다.

요구르트의 유청 단백질 분해로 생성되는 기능성 펩타이드와 칼슘은 내장지방과 체지방을 줄이는 효과가 있다. 특히 칼슘은 체지방을 줄이는 매우 큰 효과가 있다. 칼슘은 신경을 안정시키고 지방 연소, 식욕 통제 등 중요한 역할을 하는 영양소다. 칼슘이 부족하면 뇌가 이를 채우기 위해 식욕을 증가시키고, 이로 인해 자극적인 음식을 먹을 확률도 높아진다.

우리가 나쁜 음식을 자꾸 찾는 이유는 칼슘 부족일 가능성이 크다.

캐나다 라발대학교 의대 안젤로 트럼블리 박사 연구팀은 15주 동안 1일 칼슘 섭취 권장량인 1,000mg이 되지 않는 600mg 정도의 칼슘을 섭취하는 비만 여성들을 대상으로 칼슘과 다이어트의 상관관계를 연구하였다. 연구팀은 그들을 두 그룹으로 나누어 A그룹에 1,200mg의 칼슘 영양제를, B그룹에 가짜 칼슘 영양제를 복용하도록 했다. 그 결과 A그룹은 체중이 6kg 감소된 반면 B그룹은 체중이 1kg 정도 감소했다. 또한 칼슘을 적게 섭취하는 여성들은 칼슘을 많이 섭취하는 여성들에 비해 체지방이 많고 허리가 굵으며 콜레스테롤 수치가 높게 나왔다. 이러한 결과가 나온 이유는 칼슘이 우리 몸에서 가장 많은 에너지를 소비하는 근육의 운동을 도와주고 지방질을 걷어내는 역할을 하기 때문이다. 칼슘을 꾸준히 섭취하면 골다공증을 예방하고 다이어트에도 성공하는 일석이조의 효과를 볼 수 있다.

칼슘이 다이어트에 매우 좋기 때문에 칼슘을 뺏어가는 설탕을 많이 먹으면 다이어트가 잘 되지 않는 것이다. 그리고 유산균은 지방을 분해하기 때문에 체지방을 빼고 싶은 사람들은 유산균과 칼슘이 풍부한 무가당 요구르트를 자주 먹으면 큰 효과를 얻을 수 있다. 무가당 요구르트는 이렇게 좋은 성분이 많기 때문에 하버드대학교 연구팀이 20년간 연구한 결과, 체중 감량에 가장 좋은 식품으로 선정되었다.

미국 하버드대학교 공중보건대학 연구팀은 약 12만 명의 체중을 4년마다 재고 그들의 식단을 점검한 후, 평균 체중 증가율과 비교해 살을 더 찌도록 하는 음식을 가려냈다. 살이 많이 찌는 음식 1위는 감자튀김이었다. 감자튀김을 자주 먹는 사람들은 4년마다 1.58kg이 더 쪘다. 2위는 감자칩 +0.77kg, 3위는 탄산음료 +0.45kg, 4위는 육류 +0.43kg이었다. 반면 체중을 감소시키는 식품으로는 1위 요구르트 -0.37kg, 2위 견과류 -0.26kg, 3위 과일 -0.22kg, 4위 통곡물 -0.17kg, 5위 채소 -0.1kg이었다.

미국 하버드대학교 영양학과 프랭크 교수는 의료인과 간호사 약 20만 명을 대상으로 30년에 걸쳐 진행된 3건의 대규모 연구 보고서를 종합 분석한 결과, 요구르트를 매일 28g 먹는 사람들은 이를 거의 먹지 않는 사람들에 비해 당뇨병 발병률이 18% 낮았다. 탈지우유, 전지우유, 치즈, 요구르트 등 개별 유제품과 당뇨병의 상관관계를 분석하였는데, 오직 요구르트만이 당뇨병 발병률을 감소시켰다.

요구르트는 공복에 먹는 것이 가장 좋다. 공복에 위산이 적어서 유산균이 장으로 더 많이 갈 수 있기 때문이다. 공복에 요구르트 섭취가 걱정된다면 요구르트를 마시고 바로 물을 먹어주는 것도 괜찮다. 유산균의 효능은 다음과 같다.

1 콜레스테롤 수치 개선

'미국심장협회'에 발표된 연구 결과에 의하면 LDL 콜레스테롤 수치가 높은 사람들이 9주 동안 유산균을 먹은 후 LDL 콜레스테롤 수치가 11% 이상 낮아졌다. 유산균은 콜레스테롤의 원료가 되는 담즙산을 분해시키는 특수한 효소가 있고, 장 내에서 분열 증식하면서 스스로 자신의 세포막을 만들기 위해 인간의 몸속 콜레스테롤을 원료로 사용한다. 그래서 유산균이 활발하게 늘어날수록 혈중 콜레스테롤 농도는 떨어진다.

2 질염 예방 및 치료

여성의 30%가 세균성 질염을 앓는다. 이 질환은 여성의 질 속에 꼭 있어야 할 락토바실러스 등 중요한 유산균이 부족하기 때문이다. 여성의 질은 산성을 띠므로 유해균은 생존할 수 없다. 그러나 과도한 질 세정 등의 원인으로 산도가 깨지고 유산균까지 죽게 되면 세균성 질염이 생길 수 있다. 질염을 예방하고 치료하기 위해서 유산균을 잘 섭취하는 것이 좋다.

③ 항스트레스

'영국영양학회지'에 발표된 연구 결과에 의하면 락토바실러스와 비피도박테리움롱검 유산균을 30일 동안 복용한 사람들은 이를 복용하지 않은 사람들보다 스트레스를 덜 받았다.

④ 구강 건강 개선

유산균은 잇몸질환을 일으키는 구강 내 유해 박테리아를 줄인다. 이는 유산균이 입 안에서 치아를 둘러싸고 있는 에나멜을 파괴하는 산을 중화하기 때문이다. 유산균은 구취를 유발하는 세균을 억제해 입 냄새를 줄인다.

⑤ 감기 예방

감기 등 상기도 감염에 관한 10가지 연구들을 분석한 결과, 요구르트 등 유산균이 풍부한 식품을 복용하면 상기도 감염 확률이 12% 줄어들고 동일기간 최소 한 번 이상 감기에 걸릴 확률도 줄었다.

⑥ 항생제 부작용 보완

항생제를 복용한 이후 유산균 섭취가 필요하다. 항생제는 유해균뿐만 아니라 유산균 같은 유익균까지 제거하기 때문이다. 이것은 항생제 복용 후 설사가 생기는 이유이기도 하다. 항생제 복용으로 망가진 대장은 유산균은 6주에서 8주가 지나야 비로소 회복된다. 따라서 불가피한 이유로 항생제를 복용하는 환자는 장 건강 회복을 위해 유산균을 먹을 필요가 있다.

⑦ 장 건강 개선

유산균은 지방을 분해하고 우리가 먹은 음식의 칼로리를 잘 태운다. 그리고 장을 최적의 상태로 만들도록 돕는다.

⑧ 항암효과

장내 유해균은 유해 물질들을 만들고, 이로 인한 만성염증과 대장 점막세포의 돌연변이가 대장암을 비롯한 각종 암들의 중요한 원인이다. 유산균은 이 유해균들의 작용을 억제함으로써 대장암을 비롯한 각종 암 발생을 예방한다.

⑨ 유당 분해

유산균은 유당을 분해하는 성질이 있기 때문에 유당불내증이 있어 일반 우유를 먹지 못하는 사람들도 요구르트를 편하게 먹을 수 있다.

⑩ 피부 개선 및 노화 방지

요구르트는 1g당 1억~10억 마리의 유산균이 함유되어 있다. 유산균은 '장 미화원'이라는 별명답게 장내 유해균을 억제하고 유익균의 증식을 도와 피부를 더 건강하게 만들어주고 노화를 방지한다.

⑪ 항염효과

프로바이오틱스 유산균은 항염효과가 커서 염증을 많이 줄인다.

02

과일

우리 몸은 약알칼리성일 때 가장 건강한데, 과일은 산성화된 몸을 약알칼리성으로 바꿔주기 때문에 건강에 매우 좋다. 과일은 프락토올리고당을 포함해 좋은 영양소가 풍부해서 장내 유익균을 많이 만들고, 프락토올리고당은 장내 유산균의 먹이가 된다. 과일에 풍부한 식이섬유는 장속 노폐물과 결합해 대변으로 배출되면서 장을 유익균이 자라기 좋은 환경으로 만들어주고 장 건강에 큰 도움을 준다. 그리고 식이섬유는 지방을 분해하여 내장지방과 체지방을 줄인다. 유산균을 많이 섭취하는 것도 좋지만 유산균의 먹이인 프락토올리고당이 든 과일을 먹는 것이 더 중요하다. 장내 환경이 갖춰지고 먹이만 있으면 유산균은 쉽게 번식을 하기 때문이다.

'과일을 먹으면 살찌지 않을까?'라고 생각하는 사람들이 있다. 대부분의 과일은 칼로리가 많이 낮아서 아무리 먹어도 살이 안 찐다. 대표적으로 딸기의 열량은 100g당 27kcal이고, 수박의 열량은 100g당 31kcal다. 반면 감자튀김 과자의 열량은 100g당 557kcal다. 과일의 당분을 걱정하는 사람들도 있는데, 과일의 당분은 몸에 해롭지 않다. 과일은 식이섬유가 매우 풍부해서 혈당이 올라가는 것을 방지한다. 과일을 먹은 직후에 혈당이 올라가기는 하지만 1시간만 지나도 먹기 전의 혈당 수치로 되돌아온다.

산성일 것 같은 과일을 공복에 먹는 것을 주저하는 사람들이 있다. 레몬은 산성 식품일까? 답은 알칼리성 식품이다. 레몬 자체는 산성이지만 흡수되고 나서 알칼리화가 된다. 레몬을 포함한 모든 과일이 알칼리성 식품이다. 우리 몸은 약알칼리화가 되어 있어야 암에 걸리지 않고 건강하다.

모든 과일은 비타민C를 비롯한 항산화물질과 항염효과가 큰 물질들을 가지고 있어 체내 염증과 활성산소를 많이 제거한다. 활성산소는 염증과 플라크를 만들어 당뇨병, 고혈압, 동맥경화, 뇌졸중, 심근경색, 간염, 신장염, 아토피, 암, 파킨슨병, 우울증, 불면증 등 많은 질병을 유발한다. 따라서 과일을 많이 먹는 것이 좋고 어떤 종류를 먹더라도 상관없다. 자신에게 잘 맞거나 좋아하는 과일들을 많이 먹으면 된다. 필자는 맛있고 달콤한 딸기, 귤, 수박, 파인애플, 바나나, 복숭아,

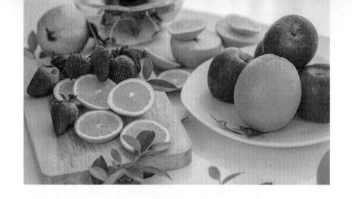

포도, 자두, 참외, 망고, 사과를 가장 권한다.

영국 요크대학교 보건과학부 사이먼 박사 연구팀이 1만 5,315명을 대상으로 진행된 11건의 연구 사례를 분석한 결과, 혈중 엽산 수치가 낮을수록 우울증의 발병 위험이 증가했고 우울증 환자들의 3분의 1이 엽산 결핍 상태였다. 과일들은 대부분 엽산을 함유하고 있다. 그중 대표적으로 딸기, 귤, 바나나, 토마토, 키위, 참외에 엽산이 많이 들어있다.

칼슘은 우울증과 불면증 개선에 매우 큰 도움을 주는 영양소다. 과일에 풍부하게 들어있는 비타민C는 칼슘의 흡수와 이용을 돕는다. 그리고 비타민C는 신경계에도 아주 중요한 역할을 하기 때문에 부족하면 피로나 슬픔을 느낄 수 있다. 비타민C는 부정적 기분이 생기는 것을 막는 데 도움이 되기 때문에, 스트레스를 받았을 때 과일을 섭취하면 스트레스 해소에 좋다. 그래서 과일을 많이 먹으면 우울증과 불면증 개선에 굉장히 큰 효과가 있다. 비타민C는 면역력을 높여주기 때문에 아토피 환자들도 과일을 많이 먹는 것이 좋다.

식이섬유는 혈관에 쌓이는 유해한 LDL 콜레스테롤을 배출시키고, 반대로 유익한 HDL 콜레스테롤을 늘리는 작용을 해 동맥경화와 고혈압 예방 및 치료에 좋다. 고혈압을 치료하려면 혈관 내 노폐물을 배출시키고 혈압을 낮추는 칼륨을 많이 섭취해야 한다. 과일들은 식이섬유와 칼륨이 매우 풍부하기 때문에 고혈압 환자에게 좋다. 당뇨병 환자들은 과일을 꺼리는 경우가 많다. 그래도 과일을 먹는 것이 좋다.

영국 옥스퍼드대학교 연구팀이 과일과 당뇨병의 상관관계를 조사하기 위해 중국 10개 지역에 사는 30~79세의 참가자들을 7년간 추적 관찰하였고, 그 기간 동안 총 9천 504건의 당뇨병이 발병했다. 연구팀은 나이, 성별, 가족력, 경제적 배경 등을 통계적으로 통제한 뒤 과일 섭취와 당뇨병의 연관성을 분석했다. 그 결과 매일 과일을 섭취하는 사람들은 그렇지 않은 사람들에 비해 당뇨병 발병률이 12% 낮았다. 당뇨병을 앓고 있으면서 주 3회 이상 과일을 섭취했던 사람들은 과일을 섭취하지 않은 사람들에 비해 심혈관계 합병증 발병률이

28% 낮았고 사망률도 17% 낮았다. 연구팀은 "과일 섭취는 1차적으로 당뇨병을 예방하고 2차적으로 당뇨병의 합병증을 예방한다. 이미 당뇨병을 앓고 있는 사람에게 과일 섭취를 제한하는 것은 좋지 않다."고 전했다.

후식으로 과일을 먹으면 소화가 잘 될 것이라고 생각하는 사람들이 많다. 그러나 식사 후 과일을 바로 먹으면 뱃속이 부풀어 오르며 몸에 해를 끼친다. 그 이유는 과일 속에 포함된 단당류 물질이 위 속에 정체되고, 효소로 인해 발효되어 뱃속이 부풀어 올라 부글부글 끓기 때문이다. 과일은 식사 후 2~3시간이 지나서 먹거나 식사 한 시간 전에 먹는 것이 좋다. 과일은 공복에 먹는 것이 가장 좋고, 과일을 먹을 때는 과일만 먹어야 한다. 다른 음식과 과일을 같이 먹으면 과일의 소화를 방해한다. 사과나 포도처럼 껍질째 먹을 수 있는 과일들은 껍질째 먹어야 한다. 왜냐면 그런 과일의 영양소는 거의 대부분 껍질에 있기 때문이다.

03

견과류

견과류는 포만감을 크게 주고 좋은 불포화지방산이 많아서 혈관을 깨끗하게 만들기 때문에 건강에 매우 좋다. 그중 호두는 불면증 환자에게 특히 좋은데, 호두를 꾸준하게 섭취하면 체내 멜라토닌 함량이 3배까지 올라간다는 연구 결과가 있다. 하지만 견과류는 아몬드를 제외하고 한 가지 종류만 너무 많이 먹으면 메스꺼움, 설사, 구토 등의 부작용이 생길 수 있다. 호두도 하루 8알 이하로 먹는 것이 좋다. 견과류는 섞어 먹는 것이 가장 좋지만 가격이 부담되면 세계 10대 수퍼푸드인 아몬드만 먹어도 좋다. 아몬드는 트립토판, 칼슘, 칼륨, 마그네슘, 비타민 등이 풍부하고 단백질도 꽤 함유되어 있다. 오메가6에 함유된 감마리놀렌산이 염증을 유발할 수 있기 때문에 오메가6이 꽤 함유된 아몬드를 꺼리는 사람들이 있다. 하지만 아몬드의 감마리놀렌산은 염증 완화 호르몬인 PGE1을 많이 생성하기 때문에 오히려 건강에 좋다. 아몬드에 대한 엄청나게 많은 연구 결과들 모두 아몬드가 건강에 좋다고 나

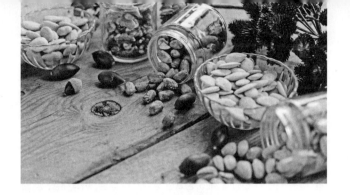

와 있다. 아몬드의 효능은 다음과 같다.

01 항산화물질인 토코페롤(비타민E)은 활성산소를 억제하여 노화를 방지한다. 그리고 토코페롤은 체내에 불필요한 독소를 없애고 피부 트러블을 유발하는 독소 및 노폐물을 배출시키며 혈액순환 촉진을 도와 피부를 생기 있게 한다. 하루 한 줌(약 23알)의 아몬드로 비타민E 1일 섭취 권장량의 73%를 섭취할 수 있다.

02 아몬드 껍질은 항산화물질인 플라보노이드 성분이 풍부하게 함유되어 있다. 플라보노이드는 주름 개선에 도움을 주고 다크서클을 완화시켜 피부톤을 밝게 해준다. 그리고 뾰루지, 여드름, 블랙헤드, 화이트헤드, 기미, 주근깨, 다크서클 등 피부 트러블을 개선한다.

03 아몬드에 풍부하게 함유된 토코페롤과 플라보노이드는 체내 염증을 많이 줄인다.

04 아몬드는 불포화지방산의 일종인 올레인산을 풍부하게 함유하고

있어 탈모를 예방한다.

05 아몬드에 풍부하게 함유되어 있는 불포화지방산은 두뇌를 활발하게 하는 탁월한 효능이 있다. 특히 기억력을 좋게 만드는 효능이 있어 치매를 예방한다.

06 아몬드는 뼈 건강에 매우 중요한 영양소인 칼슘, 마그네슘, 인 등이 풍부하게 함유되어 있다.

07 아몬드에 풍부한 불포화지방산은 혈관 내 콜레스테롤이 산화되지 않도록 막아 유해한 콜레스테롤을 줄임으로써 동맥경화를 예방한다.

08 아몬드는 대사기능 활성화에 효과적인 식품이다. 대사기능이 원활하면 소화와 배변기능이 활발해지고 노폐물도 빨리 배출된다.

09 아몬드는 지질과 당질의 대사를 올려주어 알코올의 분해 속도를 높인다.

10 아몬드에 풍부하게 함유된 토코페롤은 적혈구 형성에 필수적인 역할을 하고 필요시 혈관 팽창을 도우며 혈액 응고 억제에 도움을 준다. 그래서 토코페롤은 면역력을 높이고 노화, 만성두통, 갱년기장애, 무기력증, 천식, 위궤양, 동맥경화, 파킨슨병, 유산, 불임 등의 질병을 예방 및 개선하는 효과가 있다.

아몬드는 마그네슘이 많이 함유되어 있다. 마그네슘은 신체 및 정신 건강을 위한 필수 요소다. 마그네슘은 신경계를 정상화하고 불면증, 불안, 과잉행동, 공황장애, 공포증, 스트레스, 우울증 등에 효과가 있다. 마그네슘은 감정을 조절하는 데 관여하는 효소, 호르몬, 신경전달물질에 큰 영향을 미친다. 마그네슘은 칼슘이 뉴런으로 흘러 들어가는 과정을 조절한다. 마그네슘 수치가 낮으면 시냅스 기능이 제어가 안 되어 우울증이 발생할 수 있다.

미국 버몬트대학교 연구팀은 126명의 경미한 우울증 환자들에게 마그네슘 원소가 12% 함유되어 있으며 100% 생체 활용 가능한 염화마그네슘을 복용하게 했다. 이후 연구팀은 우울증 자가진단 테스트인 PHQ9를 활용해 우울증 정도를 측정했다. 실험 전 환자들의 평균 점수는 10포인트를 넘었다. 이는 경미한 우울증이라는 의미다. 하지만 환자들이 6주간 매일 염화마그네슘을 2,000mg씩 복용하자 평균 점수가 6포인트 하락했다. 이 외에도 근경축, 온몸이 쑤시고 아픈 증상, 변비, 두통 등이 완화됐다.

아몬드는 칼슘, 칼륨, 마그네슘 및 항산화물질이 풍부해서 고혈압 및 심혈관질환 개선에 효과가 있다. 영국 아스톤대학교 연구팀은 아몬드가 건강에 주는 효능을 연구하기 위해 건강한 청년과 중년 남성, 심혈관질환이나 고혈압을 앓고 있는 청년, 비만한 청년을 대상으로 한 달간 연구를 시행하였다. 연구팀은 연구 대상자를 두 그룹으로 나눠 A그룹에게 평범한 식단을 제공하고 B그룹에게 하루에 50g의 아몬드를 섭취하도록 했다. 그 결과 아몬드를 섭취한 B그룹의 혈액 내 알파-토코페롤이라 불리는 산화방지제 수치가 높아졌고, 고혈압을 앓고 있는 환자는 혈압이 감소했다. 연구팀은 "아몬드를 섭취하면 건강한 혈관을 유지하게 해줌으로써 심혈관질환의 발병 위험을 크게 낮춘다."고 하였다.

숙명여대 식품영양학과 김현숙 교수와 ICAN 영양연구소 박현진 박사 공동연구팀은 실험 대상자들을 20주간 매일 56g(약 45알)의 아몬드를 섭취하는 그룹과 동일 칼로리의 고탄수화물(빵, 과자 등) 간식을 섭취하는 대조군으로 나누어 혈중 지질의 변화를 조사했다. 그 결과 20주간 아몬드를 매일 꾸준히 섭취한 그룹은 동일한 열량의 고탄수화물 간식을 섭취한 대조군 대비 혈중 총 콜레스테롤 수치와 LDL 콜레스테롤 수치가 아몬드 섭취 전 보다 각각 10.1%와 10.7% 감소했다. 연구팀은 "한국의 전통 식단은 영양적으로 우수한 균형을 보이는 반면 간식은 주로 빵과 과자 등 고탄수화물에 집중되어 있다."고 지적하며, "간식의 종류를 다르게 선택하는 것만으로도 건강을 개선시킬 수 있다."고 조언했다.

아몬드를 많이 먹으면 살이 찔 것 같아서 안 먹는 사람들이 많다. 하지만 2007년 미국 퍼듀대학교 식품영양학과 리처드 매티스 교수가 비만, 고혈압, 이상지질혈증 등으로 당뇨병 발병 위험이 큰 성인 150명을 대상으로 진행한 연구 결과, 10주 동안 매일 43g의 아몬드를 먹은 사람들은 체중 변화가 없었다. 매티스 교수는 간식으로 아몬드를 많이 먹을 것을 강력하게 권했다. 매티스 교수는 "아몬드는 무(無)콜레스테롤 식품이라고 할 수 있다."고 하였다. 아몬드 한 줌에 포함된 지방은 총 14g인데, 이 중 13g이 건강에 좋은 불포화지방산이다. 아몬드를 꾸준히 섭취하면 아몬드에 함유된 불포화지방산이 동맥경화를 유발하는 LDL 콜레스테롤을 줄인다.

미국 로마린다대학교 연구팀이 50대 65명에게 16주 동안 아몬드가 포함된 식단과 일반적인 식사를 제공한 후 인슐린감수성 및 LDL 콜레스테롤 수치를 측정한 결과, 아몬드를 섭취한 그룹은 고혈압과 제2형 당뇨병 발병의 위험 요인인 LDL 콜레스테롤 수치가 감소했고 인슐린감수성은 증가했다.

미국 로마린다대학교의 카렌 시엘 박사팀은 803명의 피험자들을 대상으로 견과류 섭취량과 대사증후군의 상관관계를 조사하였다. 그 결과 매주 약 한 줌(약 23알)의 견과류를 섭취한 사람들은 소량 섭취한 사람들에 비해 대사증후군의 발병률이 7% 정도 낮았다. 그리고 견과류를 다량 섭취한 사람들은 견과류를 소량 섭취한 사람들보다 비만이 될 확률이 최대 37% 낮았다.

04

물

하루에 물을 1.5~2L 정도 마셔야 한다. 물 대신 음료수를 마시면 이뇨작용으로 흡수한 수분보다 더 많은 수분이 배출되기 때문에 탈수가 발생할 수 있다. 가벼운 탈수 상태가 되면 집중, 각성, 단기 기억에 악영향을 받는다. 몸에 탈수가 지속되면 스트레스 수치가 높아지고 기억력 등 인지능력 저하를 초래한다. 수분은 혈액순환, 영양분과 산소의 공급, 호흡, 신진대사와 배설 등 필수적인 일들을 한다. 이러한 일들을 하는 데 하루에 대략 2.5L의 수분이 사용된다. 이에 필요한 수분이 제대로 충족되지 못하면 노화나 질병이 발생할 수 있기 때문에 몸이 물을 필요로 할 때 채워줘야 한다. 몸에 수분이 부족할 때 나타나는 증상들은 다음과 같다.

01 콜레스테롤은 80%가 체내에서 스스로 만들어지고 음식을 통해 섭취하는 것은 나머지 20%분이다. 세포에 물이 부족할수록 더 이상 물을 잃지 않기 위해 세포막을 구성하는 콜레스테롤을 더

많이 만든다. LDL 콜레스테롤이 과다하게 늘어나면 고혈압이나 심혈관질환이 발병할 수 있다.

02 수분이 부족하면 변은 단단하게 굳는다. 단단해진 만큼 이동하기 어렵기 때문에 대장에 머물러 있는 시간은 늘어나고, 항문 밖으로 변을 내보내기 힘들어져 변비가 발생한다.

03 뇌는 85%가 물로 이루어져 있다. 물이 2%만 부족해도 단기 기억력이 떨어지고 기본적인 수학 계산이나 집중해서 글을 보는 것이 어려워진다.

04 소변 말고 땀으로도 몸속의 노폐물이 배출된다. 그런데 수분이 부족하면 노폐물이 피부 밖으로 나오지 못하고 쌓여 염증이 발생한다. 그래서 여드름이 생성된다.

05 피는 92%가 물로 구성되어 있다. 그런데 물이 줄어들어 피가 끈적끈적해지면 혈압이 높아진다.

06 몸에 수분이 부족하면 신장이 소변을 내보내지 않고 다시 몸속으로 끌어온다. 그럼 소변에 있던 노폐물이 배출되지 못하고 몸속에 남아 질병을 일으키는 원인이 된다.

07 뼈와 뼈가 이어지는 관절에 물렁뼈가 쿠션 역할을 한다. 그런데 물이 부족하면 물렁뼈가 약해져 제 역할을 못해 움직일 때마다 통증을 느끼는 관절염이 생긴다.

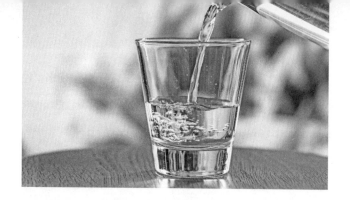

08 수분 섭취가 줄어들면 소변 속 발암물질의 농도가 높아지고 장시간 방광점막과 접촉되어 방광암의 발병 위험이 증가한다. 물을 충분히 마시면 대변이 대장을 통과하는 시간이 줄어 대장암의 발병 위험도 낮아진다.

09 콧속은 먼지와 노폐물을 제대로 걸러낼 수 있도록 언제나 촉촉하게 젖어 있어야 한다. 그런데 물이 부족해서 제 역할을 하지 못하면 히스타민이 나와 점막이 부풀어 오르고 가려움과 콧물이 나는 알레르기가 생긴다.

미국 로마린다대학교 재클린 찬 박사는 38세 이상 남성 8천 280명과 여성 1만 2,017명을 대상으로 6년 동안 물과 음료에 대해 조사하였다. 그 결과 220g 들이 컵으로 하루 5잔 이상 물을 마신 사람은 하루 2잔 미만 마신 사람에 비해 심장마비로 인한 사망률이 여성은 41%, 남성은 54% 낮았다. 정반대로 커피, 홍차, 주스, 알코올 등 물 이외의 음료를 많이 마시는 사람은 이를 적게 마시는 사람에 비해 심장마비로 인한 사망률이 여성은 2배, 남성은 46% 높았다. 재클린 찬 박사는 "물을 많이 마시면 수분이 혈액에 흡수되면서 혈액이 묽어져 심장마비를 유발하는 혈전이 형성될 위험이 낮아진다. 물 이외의 다른 음료들이 혈관으로 흡수되려면 혈액과 분자밀도가 같아야 하기 때문에 혈액 속의 수분이 장으로 빠져 나오므로 혈액은 진해질 수밖에 없다."고 설명했다.

물은 0kcal라서 아무리 마셔도 살이 찌지 않는다. 그리고 물을 소화할 때 칼로리가 소모되기 때문에 다이어트 효과도 있다. 우리는 배고픔과 목마름을 혼동하는 경우가 꽤 있다. 따라서 물을 많이 마셔서 이 혼동을 없애주는 것이 좋다. 그리고 나트륨을 배출하기 위해 물을 많이 마셔줘야 한다. 물은 피부에도 굉장히 좋아서 피부가 좋은 연예인들의 인터뷰를 보면 대부분 물을 많이 마신다. 물의 효능은 다음과 같다.

01 잠자는 동안 호흡이나 피부를 통해 나가는 수분의 양은 400~500g 정도 된다. 따라서 수분이 충분하지 않으면 잠자는 동안 피가 걸쭉해져 몸에 악영향을 줄 수 있다.

02 체내에 수분이 떨어지면 신진대사가 원활하게 되지 않아서 기능이 떨어지며 피로가 쉽게 몰려온다. 물을 많이 마시면 신진대사

가 원활해져 피로가 회복된다.

03 물은 교감신경계인 아드레날린을 방출한다. 아드레날린은 지방 분해효소인 리파아제의 활동을 자극하여 지방을 분해한다. 미국 '국민건강영양조사' 자료에 의하면 물을 하루 평균 1.53L 마시는 사람은 물을 적게 마시는 사람보다 하루 194kcal를 더 적게 섭취했다. 물을 섭취하면 포만감이 증가하고 음식 섭취량이 줄어들어 비만의 예방과 치료에 도움이 된다.

04 우리는 발암물질 같은 나쁜 물질도 먹게 되는데 수분을 많이 섭취하면 나쁜 물질들의 농도가 옅어지고 빨리 빠져나간다.

05 장에 수분이 모자라게 되면 변비가 올 수 있다. 그러면 배변활동이 원활하지 않게 되어 장 기능이 떨어진다. 물을 많이 마시면 위와 장의 기능이 활성화되어 좋다.

06 몸에 물이 부족하면 쌓인 노폐물들을 제거할 수 없어서 염증이 생기고 피부 트러블이 생긴다. 물을 많이 마셔주면 신진대사가 활발해져 노폐물과 독소를 제거할 수 있다. 아토피를 치료하려면 체온을 유지하면서 노폐물 배출이 원활히 이루어져야 한다. 물은 체온 유지의 기능도 있기 때문에 많이 마시면 아토피 개선에 큰 도움이 된다.

설탕 대체재

우리 몸은 포도당을 통해 에너지를 공급받는다. 설탕이 많이 든 고혈당 식품은 포도당이 세포에 녹아들지 못하도록 하는 역할을 하고, 이 때문에 우리 몸은 에너지가 부족하다고 느끼게 되어 계속 음식을 먹고 싶어진다. 또한 설탕이 많이 들어간 음식을 먹으면 혀의 미각수용기가 활성화되고 뇌의 보상 경로가 작동하여 도파민이 많이 분비된다. 이처럼 뇌의 보상체계를 자극하게 되면 단 음식을 계속 찾게 되고, 단 음식을 계속 먹다 보면 식욕을 제어하는 기능이 떨어지게 된다. 이는 '설탕 의존증'으로 이어지기 쉽다. 설탕은 섬유질이 결핍돼 소화와 흡수 속도를 빠르게 하고, 저혈당증으로 올 수 있는 공복감으로 인해 과식과 폭식을 초래한다. '섬유질 결핍'은 배변량을 적게 해서 변비가 발생할 수 있고, 변비는 각종 합병증의 요인이 될 수 있다. 설탕을 과다하게 섭취하면 충치, 비만, 당뇨병, 골다공증 같은 질병이 발생할 수 있고, 뇌의 시냅스 활성에 문제가 생겨 뇌세포 간 신호전달 능력이 떨어지므로 뇌 기능에 악영향을 미친다. 그리고 인슐린저항성을 초래하여 뇌세포에 아밀로이드나 타우 등 유해 단백질이 쌓여 굳어지고, 치매의 일종인 알츠하이머가 발병할 수도 있다. 설탕의 과다 섭취는 뇌뿐만 아니라 심장, 위장, 대장 등 기타 장기의 면역체계를 흔들어 놓는다. 설탕이 우리 몸에 끼치는 악영향들은 다음과 같다.

01 설탕을 많이 섭취하면 혈당 수치를 조절하는 신체의 능력에 직접적인 충격을 줘 인슐린저항성, 고혈당증, 당뇨병 등이 발생할 수 있다. 혈당이 조절되지 않으면 혈관 손상을 초래해 심장, 신장, 신경계, 눈 건강에 나쁜 영향을 준다.

02 설탕은 세균을 공격하는 면역세포의 활동력을 떨어트려 면역체계를 망가트린다.

03 설탕은 미네랄 흡수를 막는다. 이 때문에 건강에 꼭 필요한 주요 미네랄을 신체로부터 빼앗고 마그네슘을 고갈시킨다. 마그네슘은 체내 세포가 적절히 기능을 하는 데 필요할 뿐만 아니라 칼슘의 흡수와 이용에 없어서는 안 될 중요한 요소다.

04 비타민B군은 탄수화물을 대사하고 기분을 복 돋우는 작용을 하는데, 설탕은 비타민B 복합체를 결핍시킬 수 있다.

설탕을 섭취하면 췌장에서 인슐린을 분비해도 많은 설탕이 남게 되고, 이 설탕은 단백질에 붙어서 혈관벽에 상처를 입힌다. 이때 세포벽에서 사이토카인이 나와 직접적으로 염증을 일으킨다. 이 염증은 우울증, 불면증, 당뇨병, 고혈압, 아토피 등 많은 질병의 원인이 된다.

미국 그리핀병원의 아키브 말릭 박사 연구팀은 약 41만 명이 기록된 12개의 설탕 관련 논문들을 분석하였다. 연구팀은 12개의 논문 전부 설탕 음료와 고혈압이 연관 있다고 기술한 점을 발견했다. 분석 결과 설탕 음료(탄산음료, 과일주스 등)를 마시는 성인들은 이를 마시지 않는 성인들보다 고혈압의 발병 가능성이 26~70% 높았다. 설탕 음료 3~4캔을 마셨던 10대들은 이를 마시지 않은 사람들보다 고혈압의 발병 가능성이 87% 높았다. 연구팀은 설탕 음료가 몸속 산화질소 수준을 낮추고 이것이 혈관을 수축시켜 결국 고혈압을 유도하는 것으로 분석했다.

프랑스 파리 5대학과 13대학 의학·영양역학센터 공동연구팀이 프랑스 성인 남녀 8천 670명의 혈압 데이터를 분석한 결과, 고혈압을 일으키는 주된 요인은 설탕의 당 성분 때문이었다. 연구팀은 "설탕을 많이 섭취해 혈당이 높아지면 뇌 시상하부에 영향을 줘 심장박동수를 높이는데, 이 때문에 고혈압이 생긴다."고 설명했다. 그리고 설탕은 신진대사체계 유지에 중요한 역할을 하는 인슐린 분비에 영향을 미쳐 당뇨병의 발병 위험도 많이 증가시켰다.

설탕을 먹지 않으면 피부에도 굉장히 좋은데, 그 이유는 다음과 같다. 설탕의 당분은 체내에 염증을 만들고 피부의 콜라겐에 영구적으로 부착되어 피부 노화에 직접적인 영향을 준다. 설탕이 많은 든 음식을 지속적으로 많이 먹게 되면 피부의 탄력성을 잃어버리고 주름이 많이 생긴다. 혈액 안의 설탕은 피부를 탄력 있고 부드럽게 유지시키는 단백질을 파괴하는데, 이로 인해 주름이 생기기 쉬운 피부로 변한다. 가공식품에 든 설탕이 이와 같은 작용을 일으키는 원인이 된다. 비타민을 많이 함유하고 있는 과일이나 채소를 많이 섭취해야 항산화효과로 인해 맑고 깨끗한 피부가 된다.

설탕의 신기한 점은 유통기한이 없고 방부제가 들어있지 않다. 왜냐면 설탕은 당 농도가 너무 높아서 미생물이 생존할 수 없도록 만들기 때문이다. 이런 물질이 인간에게 좋을 리가 없다.

당분을 먹지 않을 수는 없으니까 설탕 대체재를 먹어야 한다. 설탕 대체재로 가장 추천하는 당분은 꿀이다. 꿀은 혈당

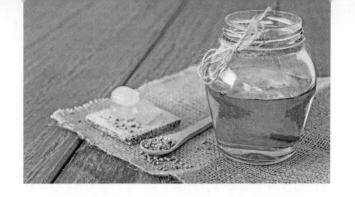

지수가 70으로 약간 높은 편이라 꺼려하는 사람들이 있다. 하지만 꿀은 당분을 분해하는 효소가 많기 때문에 섭취 후 1시간이 지나면 먹기 전의 혈당 수치로 되돌아온다. 꿀은 사람에게 필요한 미네랄과 비타민이 풍부하게 들어있어 피로회복에 좋고 노화를 방지하며 정력을 돋우는 효과가 있다. 꿀은 항산화물질이 많고 항염효과도 커서 체내 염증을 줄이며 질병을 일으키는 활성산소를 억제한다. 꿀은 인체의 생리기능에 전혀 해가 없는 감미료로 높이 평가받고 있다. 동의보감에도 "벌꿀은 오장육부를 편안하게 하고 기운을 돋우며 비위를 보강하고 아픈 것을 멎게 하며 독을 풀 뿐만 아니라 온갖 약을 조화시키고 입이 헌 것을 치료하며 귀와 눈을 밝게 한다."라고 나와 있다. 꿀의 유일한 단점으로는 가격이 비싸다.

그 다음으로 좋은 당분은 올리고당이다. 올리고당은 식이섬유가 많고 우리 몸에 좋은 장내 유익균을 많이 만든다. 올리고

당은 100% 프락토올리고당 제품을 구매하는 것이 가장 좋고 가격도 저렴하다. 100% 프락토올리고당 제품이 사탕수수 추출물이라서 안 좋을 것이라고 오해할 수 있지만 사탕수수 자체는 매우 좋다. 다만 사탕수수를 설탕으로 만들 때 식이섬유를 비롯한 좋은 성분을 다 제거하고 만들기 때문에 설탕은 매우 좋지 않은 것이다. 올리고당의 효능은 다음과 같다.

01 올리고당은 콜레스테롤의 원료인 담즙산의 재흡수력을 감소시키고 담즙산의 배설을 증가시킴으로써 콜레스테롤을 줄인다.

02 식이섬유가 많아서 변비에 좋고 비피더스 유산균을 증식시키는 효과가 있다. 그리고 유해균을 제거하는 작용을 한다.

03 식이섬유가 많고 포만감을 느끼게 해주는 성분이 포함되어 있어서 다이어트에 좋다.

04 올리고당은 당질이지만 충치의 원인균인 뮤탄스균의 증식을 위한 영양으로 사용되지 않는다는 특징이 있다. 산을 만들어 치아 표면을 녹이는 뮤탄스균의 활동이 억제되므로 충치가 예방된다.

마지막으로 좋은 당분은 코코넛에서 당을 추출한 코코넛 슈가다. 코코넛 슈가의 혈당지수는 설탕의 3분의 1밖에 안 되는 35다. 그리고 설탕과 다르게 코코넛 슈가는 건강에 나쁘지 않다. 코코넛 슈가에 함유된 칼륨은 나트륨 배출을 촉진

⑤ 설탕 대체재

하고, 이눌린 성분은 당 흡수를 줄인다. 그리고 콜레스테롤과 혈압 수치를 개선하는 효과가 있다. 가격도 비싸지 않다.

빵과 과자는 설탕이 많이 들어있기 때문에 매우 안 좋다. 그리고 정제되어 빻은 밀로 만들어지고 트랜스지방이 많기 때문에 먹지 말아야 한다. 빵과 과자 대신에 좋은 간식들을 가까이하는 것이 좋다.

06

파무침 샐러드

샐러드가 몸에 좋다고 해도 건강에 안 좋은 드레싱이 듬뿍 든 샐러드를 먹는다면 건강에 좋지 않다. 파무침(파채, 파절이)은 이 세상에서 가장 건강에 좋고 맛있는 샐러드다. 그래서 샐러드를 먹는다면 파무침이 가장 좋다.

파무침은 파채칼로 집에서 어렵지 않게 만들 수 있다. 파채 칼을 사지 않는다면 파를 반으로 썰고 파의 속 부분이 겉으로 오게끔 여러 겹을 돌돌 말아서 얇게 썰어주면 된다. 소스는 간장, 고춧가루, 식초, 들기름, 올리고당(or 코코넛 슈가)으로 만들면 된다. 파무침은 간식으로 먹거나 밥과 함께 먹어도 좋다. 파는 칼륨, 칼슘, 마그네슘, 비타민A · B1 · B2 · C · E 등 영양소가 풍부해서 우리 몸에 매우 좋으며 다이어트에도 좋다. 파의 효능은 다음과 같다.

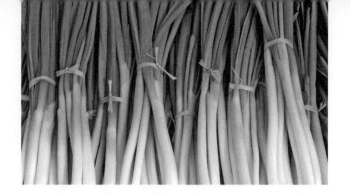

01 파는 펙틴과 셀레늄이 풍부하게 함유되어 있다. 펙틴은 대장암을 예방하고, 셀레늄은 위액 내 아질산염을 감소시켜 위암을 예방한다.

02 추위로 인해 감기나 발열, 두통과 몸살, 코막힘 등 각종 증상이 나타나는 질병이 발생할 수 있는데, 대파 내의 마늘효소와 초산칼슘이 독소를 해독하여 감기나 각종 질병들을 없애는 데 도움을 준다. 마늘효소와 초산칼슘은 체내 염증도 많이 줄인다.

03 대파는 콜레스테롤 축적을 많이 줄여주는 작용을 하기 때문에 체지방 비율이 높은 사람에게 매우 좋다.

04 스트레스가 많은 하루 일과 때문에 정신적으로 지쳐있다 보니 숙면을 취하지 못하는 경우가 많다. 파는 황화아릴 성분이 다량 함유되어 있어 예민한 정신을 진정시키고 숙면을 취할 수 있도록 도와주는 역할을 한다.

05 파에 많이 있는 알리인 성분은 혈액순환을 돕는다.

06 파에 다량 함유되어 있는 각종 비타민과 영양 성분이 인체의 노폐물을 배출시키기 때문에 피부미용에 굉장히 좋다.

07 대파는 해열작용을 돕고 양기를 원활하게 만들어주기 때문에 특히 남자들이 먹으면 좋다. 일주일에 3번 정도 대파를 무침이나 요리 부재료로 먹으면 양기가 보충되면서 정력이 강화된다.

08 파의 녹색 부분은 비타민과 칼슘이 풍부하고 키로틴 성분이 다량 함유되어 있어서 나트륨을 배출시키는 역할을 한다. 그래서 고혈압의 예방과 치료에 큰 도움이 된다.

❻ 파무침 샐러드

천연 치료제 양파

아토피 환자에게 가장 중요한 것은 장 면역의 정상화이기 때문에 장이 건강해져야 한다. 양파는 프락토올리고당이 가장 풍부한 채소라서 장내 유익균을 매우 많이 늘린다. 프락토올리고당은 장내 유산균의 먹이가 되어 유산균도 많이 늘린다. 일본 시볼트대학교의 연구 결과, 올리고당을 섭취하면 비피더스 유산균이 1주일 후 28.7% 증가했고 3주일 후 35.6% 증가했으며 유해균은 대폭 줄었다. 양파는 식이섬유도 매우 많아서 장을 건강하게 하고 장내 유익균들이 번식하기 좋은 환경을 만든다. 양파는 위를 튼튼하게 하고 소화기능을 개선시킨다. 그리고 양파는 해독·살충작용을 하고 비타민도 매우 많다. 그래서 양파는 장을 건강하게 만드는 가장 좋은 채소다.

양파는 '천연 신경안정제'라고 불릴 만큼 우리의 몸을 안정시키는 데 많은 도움을 준다. 양파의 매운 향을 내는 유기유황 성분인 알리인은 혈액순환을 도우며 정신을 안정시키고,

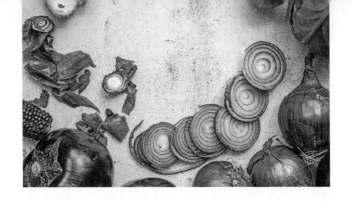

유화아릴 성분은 숙면에 큰 도움을 준다. 사람은 스트레스를 받을 때 뇌에서 알파파가 크게 줄어드는데, 얇게 썬 양파를 옆에 두고 자면 뇌의 알파파가 증가해 숙면에 도움이 된다.

2008년 일본 도쿠시마대학교 연구팀의 연구 결과, 우울증 증상이 나타나는 쥐에게 양파 분말을 투여하자 항우울제와 유사한 활성이 나타났다. 이는 양파에 함유된 퀘르세틴 성분 덕분이고, 쥐의 체중 100g당 5mg의 양파 분말을 14일간 투여한 결과다.

퀘르세틴의 효능은 이뿐만이 아니다. 경북대학교 약대 송경식 교수 연구팀의 연구 결과, 양파의 추출물과 퀘르세틴이 산화스트레스로 인한 퇴행성 신경질환을 예방하고 이를 치료하는 데 도움을 주는 것으로 나타났다. 퀘르세틴은 항산화작용과 항염작용이 매우 뛰어난 물질이라서 활성산소와 체내 염증을 많이 줄이고 세포 손상을 막으며 혈압을 개선하는 효과가 있다.

양파는 골다공증 개선에 도움이 되고 항암효과도 매우 크다. 양파는 칼슘, 칼륨, 마그네슘, 비타민A·B·C·E, 철분, 클로린, 오메가3, 요오드 등의 영양소가 풍부한 음식이다. 양파는 굽거나 삶아도 약용효과가 떨어지지 않는다. 양파를 가열하면 유화프로필 성분이 '트리슬피드'와 '세피엔'이라는 성분으로 변한다. 이 성분들은 중성지방과 콜레스테롤을 줄이고 혈압을 개선한다. 양파는 우울증, 불면증, 당뇨병, 고혈압, 아토피 환자에게 가장 좋은 채소다.

서울의료원 심혈관센터에서 58명의 고혈압 환자들에게 4주 동안 매일 120ml 양파즙을 복용시킨 결과, 환자들의 평균 혈압 수치가 6% 감소했고 콜레스테롤 수치 또한 크게 낮아졌다.

2011년 세브란스병원 김선호 교수 연구팀이 당뇨를 유발한 실험용 쥐에게 양파 추출물을 투여하고 식후 혈당 수치를 관찰한 결과, 30분 만에 혈당 수치가 19% 감소했다.

일본 내과전문의 사이토 요시미 박사 연구팀이 22명의 당뇨병 환자들에게 양파즙을 꾸준히 복용하게 하였다. 그 결과 당뇨병 환자들의 평균 혈당 수치가 4주 후 26% 감소했고, 24주 후 39% 감소했다. 사이토 요시미 박사 연구팀이 당뇨병 환자들에게 매일 4분의 1쪽의 양파를 오랫동안 복용하게 하고 혈당 수치를 검사하였다. 그 결과 당뇨병 환자들의 80~90%가 정상의 혈당 수치로 회복되었다.

2005년 상지대학교에서 실험용 쥐의 간을 손상시킨 후 양파 추출물을 투여한 결과, 간세포의 생존 및 증식을 나타내는 MTT 수치가 기존에 비해 최대 90% 회복됐다.

1999년 스위스 베른대학교 뮤르바우엘 연구팀이 실험용 쥐에게 매일 1g의 양파 건조 분말을 4주간 섭취시켰다. 그 결과 뼈의 미네랄 함유량은 약 18g, 골 피질의 두께는 약 15%, 뼈의 미네랄 밀도는 14% 증가했다.

'아시아태평양 암예방학회지'에 발표된 연구에 의하면 인체 유방암 세포(MDA MB 231)에 양파 추출물을 주입한 결과, 시간과 농도가 증가함에 따라 암세포의 성장률이 최대 76% 억제됐다.

1999년 중국 얀스암연구소와 일본 애지암센터의 공동연구팀이 식도암 환자 81명, 위암 환자 153명, 대조군 234명을 대상으로 채소와 암의 상관관계를 조사하였다. 그 결과 양파, 마늘, 파를 주 1회 이상 섭취하는 사람은 이를 먹지 않는 사람에 비해 위암의 발병 가능성이 각각 83%, 69%, 60% 낮았다. 그리고 마늘, 파를 주 1회 이상 먹는 사람은 이를 먹지 않는 사람에 비해 식도암의 발병 가능성이 각각 75%, 60%, 85% 낮았다.

1992년 벨기에 간 재단에서 25~75세의 위암 환자 449명과 대조군 3천 524명을 대상으로 채소와 위암의 상관관계를 조사하였다. 그 결과 채소를 자주 먹는 사람은 채소를 먹지 않는 사람에 비해 위암의 발병 가능성이 44% 정도 낮았다. 열을 가해 요리한 양파를 자주 먹는 사람은 그렇지 않은 사람에 비해 위암의 발병 가능성이 70% 정도 낮았다.

1993년 스위스 보디아 중앙병원대학교에서 32~75세의 107명의 유방암 환자들과 대조군 318명의 다른 질병 환자를 대상으로 50 종류 음식과 유방암의 상관관계를 조사하였다. 그 결과 유방암 발병 위험이 큰 식품은 고칼로리, 동물성 지방, 알코올이었고 유방암 발병 위험이 낮은 음식은 녹색 채소, 양파, 오이, 과일 등이었다. 양파를 먹는 환자는 양파를 먹지 않는 환자에 비해 유방암의 발병 가능성이 60~70% 정도 낮았다.

1994년 인도 토리반도움 암센터에서 281명의 남성 폐암 환자와 대조군 1천 207명을 대상으로 채소와 폐암의 상관관계를 조사하였다. 그 결과 녹색 채소를 매일 먹는 사람은 이를 먹지 않는 사람에 비해 폐암의 발병 가능성이 63% 낮았다. 바나나를 매일 먹는 사람은 바나나를 먹지 않는 사람보다 폐암의 발병 가능성이 61% 낮았다. 양파를 매일 먹는 사람들은 양파를 먹지 않는 사람에 비해 폐암의 발병 가능성이 97% 낮았다.

1988년 프랑스 암연구국제본부에서 결장암 환자 453명, 대조군 2천 2851명을 대상으로 채소와 대장암의 상관관계를 조사하였다. 그 결과 양파를 자주 먹는 사람은 양파를 먹지 않는 사람에 비해 결장암의 발병 가능성이 84% 낮았고, 직장암의 발병 가능성이 83% 낮았다. 대장암은 발생 위치에 따라 결장암과 직장암으로 나뉜다.

양파는 요리하여 먹어도 좋고 생으로 양념과 먹어도 좋다. 양파를 껍질째 달여 마시는 것도 좋고 양파장아찌로 먹거나 양파즙으로 먹어도 좋다. 양파 껍질은 양파 속보다 퀘르세틴이 더 많다. 양파즙을 사 먹는다면 설탕이 없고 껍질까지 활용한 것이 좋다. 양파즙은 매일 반 컵 정도 조금씩 오랫동안 섭취하는 것이 좋다. 양파는 따뜻한 성질을 가지고 있기 때문에 만약 몸에 열이 많다면 2~3일에 반 컵씩 먹거나, 대신 미나리즙을 먹는 것도 좋다. 양파즙을 굳이 사 먹을 필요는 없다. 다음은 집에서 양파즙, 양파 달인 물, 양파장아찌를 쉽게 만드는 방법이다.

:: 양파즙 만들기 --

① 깨끗이 씻은 양파를 껍질째 4등분 한다.
② 10인용 밥솥은 양파 7개와 물 600ml, 4~6인용 밥솥은 양파 5~6개와 물 500ml를 넣는다.
③ 전기밥솥의 '찜기능'을 누르고 40분을 기다린 후 건더기를 걸러낸다.

:: 양파 달인 물 만들기 --

① 양파 반 개나 한 개를 껍질째 얇게 썬다.
② 물 적당량과 함께 강한 불로 펄펄 끓인다.
③ 뭉근한 불로 30분 정도 더 끓인 후 앙금을 걸러내면 완성된다.

:: 양파장아찌 만들기 --

① 물, 간장, 식초, 올리고당(or 코코넛 슈가)을 1:1:1:1 비율로 끓이고 식히면 장아찌 소스가 완성된다.
② 양파를 썰어 소스에 담고 냉장고에서 1주일 동안 숙성시키면 완성된다. 실온에서 숙성시키면 2~3일 놓아두면 된다.

양파의 효능은 다음과 같다.

01 양파는 혈액 속의 불필요한 지방과 콜레스테롤을 녹여 없애고 동
맥경화와 고지혈증을 예방 및 치료한다.

02 양파는 혈관을 막는 혈전 형성을 방지함과 동시에 혈전을 분해해
서 없앤다. 그래서 혈전이 심하면 사망에 이르는 순환기장애인
협심증, 심근경색, 뇌연화증, 뇌졸증 등의 질병을 예방하고 치료
한다.

03 양파는 혈액을 묽게 하는 작용으로 혈액의 점도를 낮춰 맑고 깨
끗한 혈액으로 만든다.

04 양파는 혈당을 저하시키는 작용이 뛰어나 당뇨병 예방과 치료에
효과적이다. 양파는 정상적인 혈당을 내리는 작용은 없고 이상이
있는 높은 혈당치에만 작용하며 정상 혈당이 되면 신기하게도 작
용을 멈춘다. 그래서 합성약처럼 저혈당이나 신장장애를 일으키
는 등의 부작용이 전혀 없다.

05 양파는 말초조직에 쌓인 콜레스테롤을 제거하는 HDL 콜레스테
롤을 증가시키고 LDL 콜레스테롤은 줄인다. 그리고 비정상적인
혈압을 내리는 작용을 한다. 그래서 양파는 고혈압의 예방과 치
료에 탁월한 효과가 있다.

06 양파는 마늘과 함께 동식물체를 구성하는 중요 성분인 유지(油脂)

의 산화를 억제하는 작용을 한다. 피부 노화나 인체의 노화가 산화작용에 기인하므로 양파는 장수에 기여한다.

07 당뇨병에 의해 생기는 2차 합병증인 동맥경화, 고혈압, 심근경색, 신장병, 백내장 등을 예방 및 치료한다.

08 양파는 간의 해독작용을 강화시키는 그루타치온이 많다. 그루타치온은 각종 중독 증상과 알레르기 개선에 효과가 있다.

09 양파는 간을 건강하고 강하게 하고 신체의 노곤함을 없애주어 피로회복에 좋다.

10 양파는 체내의 중금속을 해독·분해하여 체외로 배출시킨다.

11 양파는 눈의 피로로 두통이 생겨 책을 오래 읽지 못하는 상태를 예방하고 치료한다.

12 양파는 각막이나 수정체의 투명도가 나빠져 발생하는 백내장을 비롯한 각막질환의 예방과 회복에 효과가 있다.

13 양파는 세균 속의 단백질에 침투하여 살균·살충작용을 한다.

14 양파는 대장균이나 식중독을 일으키는 살모넬라균을 비롯한 병원균을 죽인다. 이 때문에 소화불량을 개선한다.

15 양파는 살균력이 뛰어나 습진이나 무좀 등에도 아주 좋다. 그리고 양파의 살균작용은 익혀도 변함이 없다.

16 양파는 독특한 향과 자극적인 냄새로 육류나 생선 요리의 비린내를 없애주기 때문에 조미료로 없어서 안 될 중요한 채소다.

17 생 양파를 3~8분간 씹으면 입안의 유해균들이 대부분 제거된다.

18 양파는 결핵이나 콜레라 등의 전염병을 예방 및 치료한다.

19 양파는 비타민의 흡수를 촉진하기 때문에 피부미용과 체력 증진에 효과가 있다.

20 양파는 알코올 때문에 많이 소모되는 비타민B1의 흡수를 높이고, 주독(酒毒)을 중화하여 간을 보호한다.

21 양파는 칼슘이 많을 뿐만 아니라 자체적으로도 성장호르몬과 같은 작용을 하기 때문에 성장기 어린이에게 매우 좋다.

22 양파는 칼슘과 철분의 함량이 많아 강장효과를 돋우는 역할을 한다.

23 양파는 감기를 퇴치하는 기능이 있어서 지난 수세기 동안 감기약으로 사용되었다.

24 양파는 목의 식도나 폐의 기도에 달라붙은 불필요한 점액들을 몸 밖으로 제거하는 거담작용을 한다.

25 양파는 변비, 생리불순, 유방 종양, 탈모 등의 예방과 치료에 탁월한 효과가 있다.

26 마음이 너무 긴장될 때 생 양파를 먹으면 좋다. 생 양파의 매운맛과 향기가 연수에 작용하여 정신을 안정시킨다.

27 양파는 허약체질이나 신경쇠약에도 아주 좋아 원기회복이 필요한 환자의 식이로 적당하다.

28 양파는 자궁수축에 의한 분만 촉진에도 효과가 있어서 임산부의 산고에도 좋다.

29 양파에 함유된 비타민A는 정자의 생성에 필요한 영양소이고, 비타민B1은 남성의 정력을 강화시킨다.

30 양파는 지방의 산패를 막기 때문에 사용한 기름에 양파 몇 쪽을 튀기면 비린내가 사라지며 오래 보관할 수 있다.

31 양파의 유효성분은 안정되어 있어서 장기간 보존을 해도 변화하지 않는다.

32 새집에 페인트 냄새 등 잡냄새가 날 때, 3~4개의 생 양파를 껍질째 칼로 잘라서 방바닥 신문지 위에 널어두면 페인트 냄새 등 잡냄새를 많이 없앨 수 있다.

좋은
식습관

01

트랜스지방 섭취는 금물

트랜스지방은 혈관에 상처를 내시 염증을 만들고, 염증이 많이 쌓이면 혈관을 막는다. 그래서 트랜스지방은 당뇨병, 고혈압, 우울증, 불면증, 아토피, 암, 간질환, 치매 등 수많은 질환을 유발한다. 트랜스지방은 배출이 매우 힘들기 때문에 절대 먹지 말아야 한다. 트랜스지방은 마가린이나 쇼트닝 외에도 인스턴트 라면, 감자튀김, 과자, 비스킷, 초콜릿, 빵, 튀김식품, 팝콘, 패스트푸드 등에 다량 함유되어 있다. 그래서 인스턴트 라면 섭취량이 압도적인 세계 1위인 우리나라는 당뇨병 환자와 고혈압 환자가 많은 것이다. '세계인스턴트라면협회'의 조사 결과 2016년 한국인의 1인당 라면 소비량은 연간 76.1개였다.

미국 하버드대학교 보건대학원 프랭크 후 박사가 14년간 약 8만 4천 명의 여성을 대상으로 트랜스지방과 당뇨병의 상관관계를 조사한 결과, 트랜스지방 섭취를 2% 늘린 사람들은 당뇨병 발병률이 39% 증가했다.

미국 하버드대학교 연구팀이 한국인 약 1만 명을 대상으로 인스턴트 라면과 대사증후군의 상관관계를 조사한 결과, 인스턴트 라면을 일주일에 2번 이상 먹는 여성들은 고혈압, 고혈당증, 고지혈증, 비만을 아우르는 대사증후군 발병률이 68% 높았다.

스페인 카나리아대학교와 나바라대학교 공동연구팀은 우울증이 없는 평균연령 37.5세의 약 1만 2천 명을 대상으로 6년에 걸쳐 실시한 역학조사 결과, 패스트푸드에 들어있는 트랜스지방이나 동물성 지방 섭취량이 많은 사람들은 이를 적게 섭취하는 사람들에 비해 우울증 발병률이 48% 높았다.

미국 하버드대학교 보건대학원의 프랭크 후 박사는 간호사 건강조사(NHS)에 참여하고 있는 여성 3만 2,826명을 대상으로 혈액 검사를 통해 적혈구 속의 트랜스지방 수치를 측정하고 6년 동안 관찰한 결과, 트랜스지방 수치가 가장 높은 그룹은 이 수치가 가장 낮은 그룹에 비해 심장병 발병률이 3배 정도 높았다.

영남대학교 생명공학부 조경현 교수 연구팀이 인간과 유전

❶ 트랜스지방 섭취는 금물

체 구조가 비슷한 제브라피시에게 트랜스지방을 먹이자 혈관에 좋은 HDL 콜레스테롤 수치가 낮아졌다. 연구팀이 제브라피시에게 20주간 트랜스지방을 먹인 결과, 혈관과 세포에 독성이 퍼졌고 지방간과 간염증이 악화됐으며 피부세포 노화와 발달 장애도 나타났다. 우리나라에 비 알코올성 지방간을 보유한 사람이 많은 큰 이유도 트랜스지방의 영향이 크다.

트랜스지방 0%를 홍보하는 가공식품이 많은데, 1회 섭취량에 든 트랜스지방이 0.2g이 안 될 경우 영양성분표에 0으로 표시해도 되기 때문에 1회 섭취량에 트랜스지방이 0.19g 들어있어도 0%로 표시가 가능하다. 가공식품은 안 먹는 것이 무조건 좋다.

02

오메가3 섭취

우리 몸은 굵은 대동맥부터 가늘고 얇은 정맥과 모세혈관 등 여러 가지 혈관들로 가득 차 있다. 오메가3은 혈관을 튼튼하게 하고 혈관 속에 끼어있는 기름을 제거해 혈액의 흐름과 혈액순환을 좋게 만들어서 내장지방을 빼는 데 큰 도움이 된다. 혈관이 깨끗해지고 내장지방이 빠지면 각종 질병을 치료하는 데 큰 도움이 된다.

동물성 오메가3은 DHA와 EPA가 풍부하게 함유되어 있고, 식물성 오메가3은 알파리놀렌산이 풍부하게 함유되어 있다. 알파리놀렌산은 체내에서 DHA와 EPA로 전환된다.

오메가3은 뇌 기능 향상에 큰 도움이 된다. 오메가3은 알츠하이머 치매의 원인 물질인 베타아밀로이드가 뇌에 쌓이는 것을 막는다. DHA는 뇌세포를 재생하고 보호하며 두뇌 작용을 돕는다. 뇌세포는 신체 내 어떤 세포보다 더 많은 오메가3으로 둘러싸여 있다. 두뇌의 60%는 지방이고, 이 지방의 20%가 DHA다. DHA는 세포 간에 원활한 연결을 도와 신경호르몬 전달을 촉진한다. DHA는 뇌를 이루는 주요 구성 물질이기 때문에, DHA가 결핍되면 세로토닌의 분비가 저하되어 우울증과 불면증이 발생할 수 있다. 그래서 DHA를 충분히 섭취하면 세로토닌의 분비와 뇌세포의 신경전달기능이 촉진되어 우울증과 불면증 개선에 도움이 되고, 신경체계의 균형이 맞춰져 불면증을 포함한 수면장애를 개선한다.

EPA는 중성지방과 콜레스테롤을 줄이고 혈전 형성을 억제하여 혈압을 개선한다. 그래서 EPA는 고혈압, 동맥경화, 심장질환, 류머티즘 관절염, 폐질환을 예방 및 개선하는 효과가 있다. 그리고 EPA는 감정을 조절해주기 때문에 스트레스 해소에도 도움이 된다. EPA는 항염효과도 커서 체내 염증을 많이 줄인다.

오메가3이 함유된 좋은 식품들은 들기름, 호두, 브로콜리, 시금치, 콩, 두부, 양파, 빨간 고추, 상추, 양상추, 올리브유, 현미유, 배추, 미역 등이 있다. 올리브유는 오메가3 함량이 100g당 1.5g인데 반해, 들기름은 오메가3 함량이 100g당 61g이다. 들기름은 모든 식품을 통틀어 오메가3이 압도적으로 제일 많기 때문에 비빔밥에 들기름을 넣어 자주 먹는 것이 좋다. 들기름의 필수 지방산 및 불포화지방산은 콜레스테롤을 줄여 동맥경화, 고혈압, 당뇨병 등을 예방하고 개선한다. 동물성 오메가3보다 식물성 오메가3이 더 좋다. 오메가3 영양제는 산패가 된 제품들이 많은데, 이런 제품을 섭취하면 건강에 매우 해롭다. 오메가3은 식품으로 먹는 것이 가장 좋다. 오메가3이 효능 있는 과학적으로 증명된 질병 목록을 정리하면 다음과 같다.

01. 우울증, 불안장애	11. 다발경화증	21. 생리통
02. 심장마비	12. 치매	22. 기관지염
03. 알레르기	13. 류머티즘 관절염	23. 각종 암
04. 황반변성	14. 안구건조증	24. 비만
05. 염증성 장질환	15. 습진, 건선	25. 노인성 청력손실
06. 피부염	16. 잇몸 염증	
07. 혈전증	17. 심장 부정맥	
08. 골다공증	18. 뇌졸중	
09. 기분장애	19. 당뇨	
10. 외상성 뇌손상	20. 편두통	

한식

한식에는 김치, 된장, 고추장 등 발효식품과 채소가 많이 들어있다. 김치, 된장, 고추장은 프로바이오틱스와 식이섬유가 다량 함유되어 있어 장내 유산균을 많이 만들고 장을 건강하게 한다. 프로바이오틱스 유산균은 장내 유해균과 염증을 많이 줄인다. 채소에 풍부한 프리바이오틱스는 장내 유산균의 먹이가 되고, 장내 유익균을 많이 만들어 체질을 변화시킨다. 그리고 채소는 알칼리성 식품이기 때문에 몸을 약알칼리성으로 만들어 건강에 좋다. 또 채소의 식이섬유는 지방을 분해하여 내장지방과 체지방을 줄인다. 모든 채소는 항염 식품이고 칼로리는 매우 적으며 영양분이 풍부하여 우울증, 불면증, 당뇨병, 고혈압, 아토피 개선에 큰 도움을 준다. 한식은 채소를 삶아서 요리하는 경우가 많다. 채소를 삶으면 영양소는 줄어들지만 흡수율이 6배 더 좋아진다. 따라서 어떤 채소들은 오히려 삶아서 먹는 것이 더 좋을 때도 많다. 한식은 김치 같은 발효식품들 때문에 나트륨이 높다는 것이 단점으로 알려져 있는데, 김치는 나트륨의 흡수를 억제하고 나트륨을 배출시키는 칼륨이 엄청나게 풍부하다.

경기도 보건환경연구원 식품분석팀은 시중에 판매되고 있는 배추김치들을 대상으로 나트륨, 칼륨, 비타민C, 유산균 수 등 영양성분 함량 조사를 실시하였다. 검사 결과 김치는 평균적으로 나트륨 591.4mg/100g, 칼륨 250mg/100g, 비타민C 7.0mg/100g, 유산균 2.0×107CFU/g을 함유하고 있었다. 김치의 나트륨/칼륨(Na/K) 비율은 2.4로 햄(4.4), 치즈(13.8) 같은 식품들보다 훨씬 낮았다.

김치는 나트륨/칼륨 비율이 보통 수준이다. 그리고 된장의 원료인 콩에도 칼륨이 많고, 고추장의 원료인 고추에도 칼륨이 많다. 한식은 나트륨을 배출시킬 칼륨이 풍부한 식품들이 너무나도 많다. 칼륨이 많은 식품은 양파, 녹색 채소, 현미, 과일, 무가당 요구르트, 아몬드, 콩나물, 두부, 감자, 콩, 고추, 해조류, 호두, 깨 등이 있다. 우리가 많이 먹을 식품들은 칼륨이 풍부하게 함유되어 있고, 물을 많이 먹으면 나트륨 배출에 큰 도움이 된다.

세계김치연구소 김현주 박사 연구팀이 시판 중인 배추김치의 염도 1.5~2%보다 높은 2.57%의 배추김치를 이용해 '염

민감성 쥐'의 혈압 및 신장 기능에 미치는 영향을 살펴본 결과, 김치를 섭취한 그룹은 혈압 상승이 12% 완화되었다. 그리고 신부전증(신장기능장애)의 주요 원인인 단백뇨 역시 52% 낮게 나타났다.

한림대학교성심병원 송홍지 교수와 가천대학교 식품영양학과 이해정 교수 연구팀은 '한국인유전체역학조사사업'에 참여한 5천 932명(남 2천 822명, 여 3천 110명)을 대상으로 12년 동안 김치와 고혈압의 상관관계를 추적 조사했다. 연구팀은 김치 섭취량에 따라 4개 그룹으로 나눠 고혈압 발병률을 분석했고 나이, 성별, 흡연, 음주, 질병력, 체질량지수(BMI) 등 혈압에 영향을 미칠 수 있는 다른 요인들도 통계 항목에 넣어 조사의 객관성을 더했다. 그 결과 배추김치를 가장 많이 먹은 그룹은 배추김치를 가장 적게 먹은 그룹에 비해 고혈압 발병률이 5% 정도 낮았다.

한양대학교 의대 최보율 교수 연구팀이 55~74세 사이의 위암 환자 136명과 같은 수의 일반인을 대상으로 김치와 위암의 상관관계를 조사하였다. 그 결과 배추김치를 하루 300g, 김치찌개를 주 1회 정도 섭취하는 군은 이를 적게 섭취하는 군보다 위암의 발병 가능성이 50% 정도 낮았다.

설탕과 육류가 고혈압의 가장 큰 원인이다. 나트륨은 너무 많이 먹는 것도 문제지만 너무 적게 먹는 것도 문제다. '미국 국립의학연구소'는 "염분 섭취를 지나치게 제한하면 오히려 건강에 해롭다."라는 내용의 보고서를 발표했다. 국제 학술지 '미국임상영양학저널'에 발표된 연구 결과에 의하면 염분 섭취를 강제로 저지할 경우 사람들은 역으로 설탕 섭취를 늘리게 돼 당뇨병, 고혈압, 비만, 심혈관질환을 앓을 위험이 더 증가했다. 그렇다고 나트륨이 잔뜩 든 가공식품이나 면류를 먹는 것은 좋지 않다. 대부분의 가공식품은 많이 해롭고 칼륨도 거의 없다. 그리고 가공식품에 사용되는 합성 나트륨보다 이로운 미네랄들을 함유하고 있는 소금이 더 좋다. 면류는 나트륨이 많은데 반해 칼륨이 거의 없고 정제 탄수화물로 만들어져 해롭다.

발효식품의 소금은 일반식품의 소금과 다르다. 발효가 되면 식품의 성질이 바뀌기 때문이다. 우유는 소화되기 힘든 유당이 많고 좋은 식품이라고 하기에 부족한 면이 있다. 하지만 우유를 발효시킨 요구르트는 유당과 단백질, 지방이 분해되면서 소화가 쉽게 되고 굉장히 좋은 식품으로 변한다. 김치도 발효되면서 식품의 성질들이 매우 이롭게 변한다. 그래서 발효식품으로 나트륨을 꽤 섭취하는 장수마을의 사람들은 굉장히 건강하고 오래 사는 것이다. 치즈는 나트륨이 많고 나트륨/칼륨 비율이 굉장히 높은 편이지만 좋은 발효식품이기 때문에 전 세계 수많은 전문가들이 치즈를 건강식품이라고 말한다.

미국식품의약국(FDA)의 1일 소금 섭취 권장량은 6g(나트륨 2,300㎎)이고, 다음은 소금에 대한 연구 결과들이다.

미국 앨라배마대학교 의대 수전 오파릴 교수 연구팀은 미국 등 17개국에서 3년 7개월 동안 약 10만 명을 대상으로 광범위한 역학조사를 했다. 그 결과 하루에 나트륨 섭취량이 3000㎎ 미만인 사람들은 하루에 나트륨을 3000~6000 ㎎ 섭취하는 사람들에 비해 사망·심장마비·뇌졸중 발생률이 27% 정도 높았다. 하루 나트륨 섭취량이 6000~7000㎎인 사람들은 하루에 나트륨을 3000~6000㎎ 섭취하는 사람들에 비해 사망·심장마비·뇌졸중 발생률이 3.3% 정도 높았다. 하루 나트륨 섭취량이 7000㎎ 이상인 사람들은 하루에 나트륨을 3000~6000㎎ 섭취하는 사람들에 비해 사망·심장마비·뇌졸중의 발생률이 6.7% 정도 높았다.

미국 보스턴대학교 의대 연구팀은 연구 시작 당시 혈압이 모두 정상인 30~64세의 남녀 2천 632명을 16년 동안 추적 조사했다. 그 결과 하루에 소금을 6g 이하로 섭취해온 사람들은 혈압이 높았다. 반면 하루 섭취 권장량보다 소금을 더 많이 섭취한 사람들은 혈압이 낮았고, 이들 중에는 소금을 과도하게 많이 섭취하는 경우도 있었다. 연구팀은 "소금을 적게 섭취하면 혈압을 낮출 수 있다는 것은 너무 단순한 지침이며, 소금이 혈압을 조절하고 유지하는 역할을 하는 호르몬 수치를 올린다는 사실을 간과하는 것"이라고 밝혔다. 무어 박사는 "혈압과 관련해 소금 섭취량에만 집중하는 것은 소금에 들어 있는 칼륨, 마그네슘, 칼슘 등 다른 미네랄의 중요성을 간과하는 것이다."고 하였다.

프랑스 파리 5대학과 13대학 의학·영양역학센터 공동연구팀이 프랑스 성인 남녀 8천 670명의 혈압 데이터를 분석한 결과, 고혈압을 일으키는 주된 요인은 소금의 나트륨이 아닌 설탕의 당 성분 때문이라는 결론을 내렸다. 연구팀은 "이 연구에서 소금과 혈압의 연관성을 찾지 못했다."고 전했다.

2011년 벨기에 루뱅대학교 잔 스태센 박사팀이 연구 시작 당시 심장질환 병력이 없던 약 3,700명의 소변을 8년 동안 조사한 결과, 소금 섭취량이 많은 사람들이 소금 섭취량이 적은 사람들보다 심혈관질환으로 인한 사망률이 낮았다.

국제고혈압학회(ISH) 이사장인 마이클 앨더만 교수는 "인체의 나트륨 농도가 낮아지면 수분균형을 조절하는 교감신경계와 레닌-안지오텐신 호르몬계가 활성화되고 혈중 중성지방의 수치가 상승한다. 이러한 현상들은 모두 심혈관질환의 발병 위험을 증가시키는 것이다. 저염식은 인체의 인슐린저항성을 높인다. 인슐린저항성이 높으면 인체는 인슐린을 필요 이상으로 만들어내고, 이는 고혈압이나 고지혈증을 유발하는 원인이 되기도 한다."고 하였다.

정상인이나 다른 환자들은 소금에 그렇게 민감하지 않지만 캐나다 맥마스터대학교 마틴 오도넬 교수 연구팀이 고혈압 환자를 대상으로 한 연구 결과, 고혈압 환자들은 소금에 꽤 민감한 반응을 보였다. 소금을 하루 3g 이하로 먹는 고혈압 환자들은 소금을 하루 4~5.9g 먹는 사람들에 비해 심혈관질환으로 인한 사망률이 높았고, 소금을 하루 6g 이상 먹는 사람들도 소금을 하루 4~5.9g 먹는 사람들에 비해 심혈관질환으로 인한 사망률이 높았다. 따라서 고혈압 환자들은 소금을 하루 4~5.9g 정도 먹는 것이 가장 이상적이다.

국립암센터 김정선 박사팀이 대장암 환자 923명과 일반인 1천 846명 등 2천769명을 대상으로 식습관과 대장암의 상관관계를 비교 분석한 결과, 한식과 건강식(과일, 유제품, 채소 위주

^{의 식사}을 많이 먹은 사람은 이를 적게 섭취한 사람에 비해 대장암의 발병 가능성이 60% 낮았다. 육류와 정제 탄수화물 위주의 식사를 많이 한 사람은 이를 적게 먹은 사람에 비해 대장암의 발병 가능성이 2배 정도 높았다.

좋은 한식은 비빔밥(육류 제외), 백반과 한정식(육류 제외), 김치찌개, 콩나물국, 계란찜, 호박전, 김치볶음밥, 순두부찌개, 된장찌개, 감자국, 청국장, 잡채(육류 제외) 등이 있다. 이 세상에서 가장 건강에 좋은 음식은 비빔밥이다. 식당의 비빔밥은 고기가 들어가는 경우가 꽤 있는데, 돌솥비빔밥은 대부분 고기가 들어있지 않다. 따라서 식당에서 비빔밥을 먹는다면 건강과 맛을 위해 돌솥비빔밥을 먹는 것이 좋다. 아니면 비빔밥을 주문할 때 고기를 빼달라고 요청하는 것도 좋다. 비빔밥은 정해진 조리법이 없다. 집에서 먹는다면 현미밥에 자신이 좋아하는 채소들을 아무거나 넣고 들기름과 함께 비벼 먹으면 된다. 도라지, 시금치, 콩나물, 고추장, 들기름, 현미밥으로 비빔밥을 조리해 먹는 것도 좋다. 세계 10대 수퍼푸드인 시금치는 비타민A가 많아서 눈에 좋고 베타카로틴이 많아서 염증을 줄이며 칼슘도 많이 함유되어 있다. 도라지의 사포닌 성분은 혈압과 혈당을 개선한다. 콩나물에 들어있는 이소플라본은 골다공증을 예방하고 콜레스테롤을 줄이며 강력한 항암작용을

한다. 비빔밥은 어떤 형태로든 매일 먹는 것이 좋다. 김치찌개를 잘하는 곳에 가서 먹으면 김치찌개가 이 세상에서 가장 맛있는 음식이라는 것을 알게 된다. 식당의 김치찌개에 돼지고기가 들어있는 경우도 있는데, 고기는 안 먹는 것이 좋다. 필자는 집에서 김치, 고추장, 고춧가루, 꿀(or 올리고당, 코코넛 슈가)로 김치찌개를 만들어 먹는데, 이것만 넣어서 만들어 먹어도 엄청 맛있다. 김치볶음밥도 고기가 없는 것으로 먹어야 한다.

유산균을 끓이거나 익히면 효과가 떨어질 것이라고 생각할 수 있지만 끓여도 상관없다. 경희대학교 약학과 김동현 교수는 "우리가 음식을 통해 먹는 유산균은 이미 있던 유산균의 친구라고 보면 된다."라고 말한다. 친구가 많으면 힘이 나는 것처럼 음식을 통해 들어오는 유산균은 몸속 유산균이 잘 살 수 있게 도와주면서 소화관을 통해 배출된다. 죽은 유산균도 다시 봐야 한다. 김동현 교수는 "죽은 유산균은 면역 증강 작용을 하고 유산균의 먹이가 된다."라고 설명한다. 위산 때문에 죽은 발효유의 유산균도, 뜨거운 불에 죽은 김치찌개 속의 유산균도 제 몫을 다하고 배출된다. 가정의학과 이선민 전문의도 "고온에서 사멸하는 유산균이 건강에 좋은 것"이라고 말한다. '사균체'라고 하는 죽은 유산균은 몸속 유산균의 가장 좋은 먹이가 된다. 김동현 교수는 "장수의 비결로 잘 알려진 유산균은 면역력을 높이고 간장을 보호하며 스트레스 해소에도 효과가 있다. 평소에 유산균 섭취에 신경 써서 유산균이 유해균보다 많은 몸속 환경을 만드는 것이 중요하다."고 하였다. 유산균은 장내 환경이 갖춰지고 먹이만 충분하면 엄청나게 잘 번식한다.

'세계김치연구소'는 김치 유산균인 'Wikim28'이 아토피의 예방과 개선에 효과적으로 작용한다는 사실을 밝혀냈다. 연구팀이 아토피에 걸린 쥐에게 45일 동안 Wikim28 유산균을 먹인 결과, 아토피 증상이 40% 줄었다. 그리고 아토피 지표 물질도 약 50% 줄었다. 이 유산균은 숙성 김치뿐 아니라 김치찌개처럼 조리한 음식의 경우에도 80% 정도 같은 치료 효과가 나타났다. 최학종 책임연구원은 "김치 유산균이 면역세포인 관용수지상돌기세포 유도를 촉진시켜 아토피와 같은 면역질환을 강하게 억제한다."고 설명했다.

영국 요크대학교 보건과학부 사이먼 박사 연구팀의 연구 결과, 혈중 엽산 수치가 낮을수록 우울증의 발병 위험이 증가했고 우울증 환자들의 3분의 1이 엽산 결핍 상태였다. 우리나라 성인의 1일 엽산 섭취 권장량은 400μg이고, 임산부는 620μg, 수유부는 550μg이다. 김치 종류별 엽산 함량을 보면 100g당 열무김치 78μg, 파김치 76μg, 깻잎김치 67μg, 배추김치 55μg, 총각김치 49μg, 깍두기 27μg이 함유되어 있다. 김치 섭취만으로 부족한 엽산 섭취량은 계란, 시금치, 콩류, 땅콩, 해조류, 귤 등 엽산이 많이 들어있는 식품으로 보충할 수 있다. 엽산은 DNA와 아미노산 합성에 꼭 필요한 수용성 비타민으로 세포가 많이 만들어지는 유아기, 성장기와 여성의 임신기, 수유기에 필요량이 증가한다. 이에 따라 충분한 양의 엽산을 섭취하지 못하면 빈혈로 인한 허약감, 피로, 불안감 등의 증세가 나타나고 심혈관질환의 발병 위험도 증가한다. 농진청 최용민 농업연구사는 "단일 식품으로 김치는 다른 식품들에 비해 엽산을 많이 섭취할 수 있는 식품이다. 엽산 결핍증 예방을 위해서 매 식사마다 김치를 챙겨 먹는 것이 좋다."고 하였다.

차연수 전북대학교 교수 연구팀이 1995~2005년 국내·외에서 발표된 김치와 관련된 연구 논문 590편을 분석한 결과, 김치와 김치 유산균은 산화적스트레스, 암, 이상지질혈증, 고혈압을 예방하고 체내 염증을 줄였다. 김치 섭취량이 많을수록, 김치가 잘 익을수록 건강에 더 이로웠다. 20~30세 여성들에게 7일 동안 김치를 하루 150g과 15g씩 섭취하게 한 연구에서 김치를 많이 먹은 여성들의 장내미생물 상태가 김치를 적게 먹은 여성들보다 좋았다. 그리고 성인 남성들이 4주 동안 배추김치를 하루 300g씩 섭취하자 혈중 철분 농도와 페리틴 수치가 높아졌다. 이는 김치가 철분 부족이 주원인인 빈혈 예방에도 도움을 준다는 것이다. 연구팀이 19~49세 성인을 대상으로 한 '국민건강영양조사' 결과를 활용해 김치와 아토피의 상관관계를 분석한 결과, 김치를 하루 85~158g 섭취하는 사람들은 김치를 하루 0~36g 먹는 사람들에 비해 아토피 발병률이 68% 낮았다. 연구팀은 "김치를 많이 섭취할수록 아토피, 천식, 비염 등 알레르기질환에 효과가 있다."고 설명했다.

계명대학교와 호서대학교 공동연구팀이 성인 약 1만 명을 대상으로 발효식품 섭취가 아토피에 어떤 영향을 미치는지 조사했다. 그 결과 된장·김치 같은 발효식품을 매달 92번 이상 먹는 사람들은 54번 미만으로 먹는 사람들보다 아토피 발병률이 44% 낮았다. 연구팀은 "세균·효모 등 미생물과 발효 과정에서 생기는 대사산물이 아토피를 예방하거나 완화한다. 발효식품은 단순 식물성 식품에서 얻기 힘든 비타민K와 비타민 B12를 합성해 아토피 증세를 줄일 수 있다."고 밝혔다.

부산대학교 송영옥 교수 연구팀은 쥐 20마리를 김치 제공 그룹(10마리)과 비교 그룹(10마리)으로 나누고 8주간 콜레스테롤이 많이 포함된 식사를 제공하였다. 그 결과 김치를 먹은 쥐의 그룹은 8주 후 혈중 중성지방 수치가 138mg/dℓ로 김치를 먹지 않은 비교 그룹 쥐(208mg/dℓ)보다 33.3% 낮았다. 중성지방은 LDL 콜레스테롤의 생성을 돕고 HDL 콜레스테롤의 분해를 촉진하기 때문에 중성지방의 수치가 높으면 당뇨병, 고혈압, 심뇌혈관질환 등의 질병이 발생하기 쉽다. 김치를 먹은 쥐의 8주 후 혈중 총 콜레스테롤 수치도 김치를 먹지 않은 쥐보다 14.4% 낮았다.

김취를 섭취하면 간 건강 개선에도 도움이 된다. 김치를 먹은 쥐는 간의 중성지방과 콜레스테롤 수치가 김치를 먹지 않은 쥐에 비해 각각 26.3%, 38.9% 낮았다. 간 기능의 지표가 되는 AST · ALT 수치 모두 김치를 먹은 쥐에서 더 낮았다. AST · ALT 수치는 대개 간염, 지방간, 간경화 등으로 인해 간세포가 망가졌을 때 상승한다.

김치를 먹은 쥐는 염증성 사이토카인의 활성도가 낮게 유지됐다. 염증과 지방 축적은 비만, 동맥경화, 지방간, 당뇨병, 고혈압 등 만성질환과 밀접한 연관이 있다.

김치는 미국 건강 전문지 '헬스(Health)'가 선정한 세계 5대 건강식품이다. 한식은 어떤 음식을 먹어도 반찬으로 대부분

김치가 나오기 때문에 좋다. 김치는 새콤하게 잘 익었을 때 먹는 것이 건강에 가장 좋다. 김치는 비타민, 칼슘, 칼륨, 마그네슘, 오메가3, 식이섬유, 유산균 등 영양분이 풍부하게 함유되어 있다. 그리고 김치는 산성으로 장내 유해균을 제거하고, 연소 후에는 알칼리화가 되는 알칼리성 식품이다. 김치의 효능은 다음과 같다.

① 항균효과

김치는 익어감에 따라 항균효과를 갖는다. 숙성 과정 중 발생하는 유산균(젖산균)은 새콤한 맛을 더해줄 뿐만 아니라 장속의 다른 유해균의 작용을 억제하여 이상발효를 막고 병원균을 제거한다.

② 아토피 개선

서울삼성병원과 중앙대학교병원 공동연구팀은 김치에서 분리한 3,500개 유산균 중 133번째 균인 '락토바실러스 플란타룸 CJLP133' 유산균이 아토피를 개선하는 효과가 있다는 사실을 증명했다. 연구팀이 아토피 진단을 받은 1~13세 사이 어린이 44명에게 12주 동안 CJLP133을 복용시킨 결과, 아토피 중증도 점수가 27.6점에서 20.4점으로 낮아졌다. 이는 CJLP133을 복용하지 않은 아이들(39명)과 확연한 차이가 있었다. 삼성서울병원이 평가하는 아토피 중증도 지수에서 26점 이상이면 아토피가 심한 편이다.

③ 다이어트

고춧가루의 매운 성분인 캡사이신, 마늘의 알리신, 무의 캠페롤, 생강, 파 등 김치의 재료들 대부분이 다이어트 효과가 있다. 김치가 잘 익을수록 다이어트 효과가 더 커진다.

④ 변비, 장염, 결장염 예방

김치의 원료가 되는 채소는 다량의 섬유소가 함유되어 있어 변비, 장염, 결장염을 예방한다.

⑤ 유산균의 정장작용

김치의 유산균은 장내 유해균의 번식을 차단하고 펩신 분비를 촉진하며 장내미생물 분포를 정상화하는 정장작용을 한다.

⑥ 산중독증 예방

김치는 육류나 산성 식품을 과잉 섭취 시 혈액의 산성화로 발생되는 산중독증을 예방하는 알칼리성 식품이다.

⑦ 동맥경화 예방

김치는 혈중 콜레스테롤이 감소시키고 피브린을 분해하여

동맥경화를 예방한다. 부산대 식품영양학과 송영옥 교수는 배추김치에서 추출한 항산화 활성물질인 'HDMPPA'가 혈중 지질을 낮추고 동맥경화를 예방하는 효과가 있다는 연구 결과를 발표했다.

⑧ 항암효과

김치의 주재료로 이용되는 배추 등의 채소는 대장암을 예방하는 효과가 있고, 마늘은 위암을 예방하는 효과가 있다. 마늘은 한식에서 수많은 음식의 양념으로 쓰이고, 특히 김치에서 빼놓을 수 없는 중요한 재료이다.

⑨ 생리대사 활성화

김치의 주·부재료인 고춧가루는 캡사이신 성분이 들어있어 위액의 분비를 촉진하며 소화작용을 돕는다. 마늘에 함유되어 있는 스코리지닌 성분은 체력 증진의 효과가 있고, 아리신 성분은 비타민B1의 흡수를 촉진하여 생리대사를 활성화하는 효과를 가지고 있다. 또한 생강에 함유되어 있는 진저롤은 혈액순환을 개선하는 효과가 있다.

⑩ 항염효과 및 피부 보호

김치에 풍부하게 함유되어 있는 유산균, 베타카로틴, 페놀성 화합물, 클로로필 등의 물질들은 염증을 많이 줄이고 피부 노화를 억제하는 효과가 있다.

ⅲ 항산화효과

김치는 비타민이 많이 함유되어 있어 항산화작용을 하는데, 숙성 적기의 김치에서 이 효과가 가장 높다.

04

좋은 기름

사람이 살아가는데 기름을 완전히 안 먹고 살 수는 없다. 어차피 먹을 것이라면 좋은 기름을 먹는 것이 건강에 좋다. 나쁜 기름은 트랜스지방과 중성지방을 많이 만들어서 건강에 매우 좋지 않다. 좋은 기름도 너무 많이 먹으면 안 좋으니까 기름 섭취는 줄이는 것이 좋다. 좋은 기름이라도 발연점이 굉장히 중요하다. 발연점 이상으로 가열하면 악성 발암물질인 아크롤레인이 나온다.

버터는 발연점이 낮아서 높은 온도로 가열하면 좋지 않다. 들기름은 그냥 먹으면 건강에 매우 좋지만 발연점이 낮아서 높은 온도로 가열하면 안 된다. 올리브유도 가열하지 않고 그냥 먹으면 매우 좋다. 올리브유는 종류가 워낙 다양하고 제품에 따라 발연점이 160~242도로 엄청난 차이가 나기 때문에 요리에 쓸 때 주의가 크게 필요하다. 일반인들은 발연점이 높은 올리브유를 구별하기 힘드니까 엑스트라 버진 올리브유를 가열하지 않고 그냥 먹는 것이 가장 좋다. 카놀라유, 포도씨유, 콩기름, 옥수수유는 가열하면 트랜스지방이 많이 생기고 건강에 안 좋다.

하지만 현미유(미강유)는 가열해도 좋은 기름이다. 현미유(미강유)는 도정하고 버려지는 미강(쌀겨)으로 만든 제품이다. 미강에서 미강유를 추출하는 과정에서 오리자놀과 토코페롤, 레시틴 등 다양한 생리활성물질들이 부산물로 발생한다. 그중 오리자놀 성분은 갱년기장애와 자율신경실조증 등에 효과가 있고, 항산화물질이기도 하다. 또 미강에 피트산이 다량 함유되어 있는데, 피트산은 암세포의 이상 증식을 억제시키는 항암작용이 뛰어난 성분이다. 또한 헤미셀룰로스 등의 식이섬유와 함께 미강의 다당 성분인 아라비녹실란은 아라비노스와 자일로스로 구성된 복합 다당체로서 항알레르기, 면역 활성 및 항암에 관련된 생리활성물질로 알려져 있다. 현미유는 올레산, 오메가3, 토코페롤, 감마오리자놀, 비타민E가 풍부하게 함유되어 있어 항염효과가 크다. 또한 발연점이 240이라서 튀김요리에도 적합하다. 현미유는 버려지는 쌀겨로 만들기 때문에 가격도 매우 저렴하다.

아보카도 오일도 가열했을 때 괜찮은 기름이다. 아보카도는 '숲 속의 버터' 또는 '버터 후르츠'라고 불릴 만큼 우리 몸에 이로운 과일이다. 영양가 높은 과일로 기네스북에 등재된 아보카도는 8가지의 아미노산, 11가지 미네랄, 22가지 비타민, 불포화지방산, 식이섬유 등이 함유되어 있어 미국 대표 주간지인 '타임'에서 선정한 10대 수퍼푸드다. 아보카도는 단단해 보이는 껍질과 달리 속은 부드러운데, 이는 아보카도의 지방 함량이 높기 때문이다. 이 지방질은 일명 '착한 지방'이라 불리는 단일 불포화지방산으로 우리 몸에 이로운 작용을 한다. 아보카도 오일은 단일 불포화지방산인 올레산이 풍부하다. 올레산은 우리 몸에 필요한 성분 중 하나로 체내에서 HDL 콜레스테롤을 증가시키고 LDL 콜레스테롤이 쌓이는 것을 막아 혈중 콜레스테롤 농도를 개선한다. 특히 올레산은 혈관에 쌓이는 중성지방 수치를 낮추는 효과가 있고, 콜레스테롤과 혈전 생성을 막아 혈액의 흐름을 원활하게 하는 데 도움을 준다. 아보카도 오일은 섭취만으로 지방을 제거할 수 있는 효능이 있어 다이어트 식품으로 주목받고 있다. 내장지방을 빼려면 좋은 양질의 지방을 섭취하는 것이 중요한데, 이때 아보카도 오일을 섭취하는 것이 좋다. 아보카도 오일에 함유된 불포화지방산인 올레산은 몸속 지방을 빠르게 연소시키고 혈중 중성지방 농도를 낮춘다. 그리고 아보카도의 지방은 혈액 속에서 중성지방으로 바뀌는 양이 적으므로 대사증후군의 발생 위험을 낮춘다. 아보카도는 칼륨 함량이 많기로 알려진 바나나보다 많은 칼륨을 함유하고 있다. 칼륨은 세포막에서 신경자극을 전달하고 노폐물을 제거하는 중요한 역할을 한다. 또한 칼륨은 체내의 나트륨 배출을 도와 혈압조절을 돕는다. 칼륨은 혈압이 상승하는 것을 막고 혈압강하작용도 해서 고혈압, 뇌졸중 등의 혈관질환을 예방하는 데 효과적이다. 아보카도 오일은 비타민B2 · B6 · E와 루테인 성분이 풍부하게 함유되어 있어 눈이 침침하거나 눈이 빨리 피로해지는 사람들에게 좋다. 그리고 발연점이 무려 271도로 튀김 요리에 매우 적합하고, 열에 의한 영양소 파괴가 적어 이로운 성분을 그대로 섭취할 수 있다. 아보카도 오일은 그냥 섭취해도 된다. 미국 오하이오대학교의 연구 결과, 녹황색 채소 샐러드를 아보카도 오일과 함께 먹으면 샐러드만 먹었을 때보다 베타카로틴의 체내 흡수율이 15.3배 높았다.

나쁜 기름을 먹을 때는 내 몸을 상하게 했다는 죄책감이 든다. 하지만 좋은 기름을 먹으면 그런 것이 없다. 좋은 기름을 먹음으로써, 내 몸을 나쁘게 만들지 않았다는 생각에 기분이 좋아진다. 행복은 멀리 있는 것이 아니다. 이런 소소한 행복들이 쌓이면 인생이 즐거워진다.

05

맛있는 식사

건강하게 먹는다고 해서 맛없게 먹으면 안 된다. 맛있게 먹는 방법을 연구하면 평생 그런 음식들을 먹게 되어 몸에도 매우 좋다. 다음은 필자가 좋아하고 만들어 먹기도 하는 음식들이다. 콩나물국, 채소 비빔밥, 김치찌개, 된장국, 김밥(햄 제외), 김치볶음밥, 오이소박이, 감자국, 상추 비빔밥, 감자 버터 볶음, 계란찜, 호박전, 양파 호박 볶음, 마늘종장아찌, 양파장아찌, 풋고추와 된장, 잡채(고기 제외). 이런 몸에 좋은 음식들만 먹고 살아도 맛있는 것들을 먹으며 건강하게 살 수 있다.

채소는 좋은 장내세균을 많이 만들어 우리 몸을 좋은 체질로 바꿔주기 때문에 많이 먹을수록 좋다. 그리고 채소는 칼로리가 낮고 식이섬유가 많아서 먹어도 살이 찌지 않는다. 건강식을 맛있게 이것저것 만들어 보는 것도 재밌다. 몸에 좋으면서 맛있는 음식을 먹으면 행복해진다.

마늘종장아찌는 간편하고 맛있게 먹을 수 있다. 마늘 줄기를 썰어 간장에 오래 숙성시킨 후 건져서 고추장에 비벼 놓으면 6개월간 냉장 보관해도 변질되지 않는다. 반찬을 만들기 귀찮을 때마다 마늘종장아찌와 밥만 먹어도 맛있고 건강한 식사를 할 수 있다. 반찬 가게에서도 마늘종장아찌는 아주 흔하게 팔고 있다. 세계 10대 수퍼푸드인 마늘은 항염·항암·살균·항균효과, 면역력 증진, 피로회복, 인슐린감수성 개선의 효능이 있고 칼륨이 풍부해서 건강에 매우 좋은 채소다. '마늘 줄기를 먹으니 효과가 더 적지 않을까?'라고 생각할 수도 있지만 줄기에 영양이 더 적을지 몰라도 식이섬유가 매우 풍부해서 장 건강에 좋다.

풋고추나 시금치를 자주 먹는 것도 좋다. 왜냐면 풋고추와 시금치의 비타민C 함량이 굉장히 높기 때문이다. 풋고추는 비타민C를 100g당 92mg 정도 함유하고 있고, 시금치는 비타민C를 100g당 65mg 정도 함유하고 있다. 이는 비타민C가 굉장히 많다는 오렌지(농촌진흥청 기준 100g당 43mg)보다도 훨씬 높은 수치다. 비타민C는 칼슘의 흡수와 이용을 돕고 면역력을 높인다. 그리고 염증을 제거하는 항염효과가 있고 피부에 좋으며 노화를 방지한다. 풋고추는 된장이나 고추장에 찍어 먹으면 좋고, 시금치는 삶아서 반찬으로 간단하게 먹으면 좋다. 비타민C는 영양제로 먹으면 부작용이 많기 때문에 식품으로 먹는 것이 좋다.

상추 비빔밥은 간단하면서 맛있고 건강에 매우 좋은 요리다. 현미밥에 상추를 많이 뜯어 넣고 고추장, 들기름과 함께 비벼 먹으면 아주 맛있고 건강한 한 끼가 된다. 상추는 칼슘과 락투카리움 성분이 많이 함유되어 있는데, 락투카리움이 숙면을 취하게 해주는 효과가 있다. 그리고 상추는 오메가3도 함유되어 있기 때문에 불면증과 우울증이 있는 사람은 상추를 최대한 많이 먹는 것이 좋다. 칼슘은 건강에 매우 중요한데, 칼슘 영양제는 부작용이 많기 때문에 안 먹는 것이 좋다. 그리고 단백질 식품으로 섭취하는 칼슘은 흡수율이 높지 않다. 하지만 채소로 섭취하는 칼슘은 흡수율이 높고, 채소에 함유된 비타민C가 칼슘의 흡수와 이용을 돕기 때문에 매우 좋다. 상추는 눈 건강에 중요한 비타민A도 많이 함유되어 있는데, 한국인의 75.2%가 비타민A를 1일 섭취 권장량보다 적게 섭취한다. 비타민A는 면역체계 유지에 필요한 중요한 영양소이기 때문에 아토피 환자들도 상추를 최대한 많이 먹어줘야 한다. 상추는 칼슘, 칼륨, 마그네슘이 모두 풍부하고 칼로리(100g에 12kcal)는 매우 낮아서 고혈압과 당뇨병 환자들에게도 매우 좋은 식품이다. 상추 비빔밥에 콩나물을 넣어서 같이 비벼 먹는 것도 좋다. 상추의 효능은 다음과 같다.

01 상추는 장운동을 원활하게 하는 식이섬유가 풍부한 채소다. 그래서 상추는 변비 해소에 큰 도움이 되고 장 건강에도 매우 좋다.

02 상추에 함유된 락투신, 락투서린 성분은 심신을 안정시키고 신경통을 해소하며 짜증을 누그러뜨리게 한다. 평소 스트레스를 많이 받거나 우울증이 있는 사람들은 상추를 꾸준히 섭취하면 매우 좋다.

03 눈의 망막과 황반을 구성하는 루테인 성분이 풍부하기 때문에 시신경을 보호한다. 눈 건강이 염려된다면 매일 상추를 섭취하는 것이 좋다.

04 상추에 함유된 플라보노이드와 루테인, 비타민들은 항염 · 해독 효과가 매우 뛰어나다. 그래서 체내 염증을 제거하고 각종 오염으로 인해 몸속에 쌓인 독소와 노폐물을 없앤다. 그리고 피를 맑게 하는 정혈효과도 있다.

05 상추는 몸속의 독소를 배출시키기 때문에 피부미용에 좋다. 상추에 들어있는 비타민B군은 피부 노화를 막고 머릿결을 윤기 있고 부드럽게 유지하도록 도우며 노화를 예방한다.

06 상추는 낮은 열량임에도 불구하고 포만감이 커서 다이어트에 큰 도움이 된다.

07 상추는 비타민A와 비타민B군, 철분, 칼슘 등 필수 아미노산이 풍

부해 여성들에게 좋다. 철분과 필수 아미노산은 빈혈을 예방한다.

08 간을 보호하고 신진대사를 도와 피로회복에 좋다. 비타민과 미네
랄이 풍부해 천연 강장제 역할을 한다.

09 뇌의 신경세포가 손상되면 기억력이 떨어지고, 심하면 알츠하이
머와 같은 뇌질환이 발생할 수 있다. 상추에 있는 키코르산은 뇌
신경세포를 보호하는 효능이 있어서 치매 예방에 매우 좋다.

10 고기를 구울 때 1급 발암물질인 벤조피렌이 생성된다. 상추는 벤
조피렌의 독성을 15% 줄인다.

11 간의 기능을 돕고 피를 맑게 해주어 음주 후 컨디션을 되찾는 데
효과적이다. 숙취로 인한 두통을 해소해주는 역할도 한다.

12 상추는 고혈압과 심혈관질환의 원인이 되는 LDL콜레스테롤을
줄인다.

13 상추에 함유된 비타민E는 세포막의 산화를 막고 활성산소를 억
제하여 노화를 방지한다.

콩

콩이나 콩으로 만든 두부, 무가당 두유 등은 건강에 매우 좋다. 콩의 올리고당은 장내 유산균을 증가시켜 장 기능을 개선한다. 눈 건강과 면역체계에 도움을 주는 비타민A의 전구물질 루테인도 다량 함유되어 있다. 콩에 함유된 제니스틴 성분은 에스트로겐을 활성화시키고, 다이제인 성분은 뼈의 손실을 줄여 골다공증을 예방한다. 콩은 여성에게 좋은 대표적인 식품으로 알려져 있는데, 남성의 전립선질환을 예방하고 개선하는 효능도 있다. 콩은 건강에 매우 중요한 비타민D와 오메가3도 함유되어 있다. 콩에 풍부하게 함유된 레시틴은 인슐린감수성을 향상시켜 당뇨병 예방과 치료에 효과가 크다.

콩은 고혈압 예방과 치료에도 매우 좋다. 체내에 안지오텐신변환효소가 혈압을 높이는 작용을 하는데, 콩에 함유된 펩티드는 이 효소의 활성을 저해하는 성분이 있어 혈압 상승을 억제한다. 콩의 단백질은 LDL 콜레스테롤은 낮추는 반면 유

익한 HDL 콜레스테롤은 높여 동맥경화나 심혈관질환을 예
방한다.

서울대학교 의대 유근영 교수와 가천대학교 의대 고광필
교수 공동연구팀은 암에 걸리지 않은 건강한 성인 9천 724
명을 대상으로 15년 동안 식이습관에 대한 설문조사 및 혈
액 검사를 하였다. 그 결과 콩류를 자주 먹거나 매일 먹는 사
람들은 콩류를 거의 먹지 않는 사람들에 비해 위암 발생률이
32%~43% 낮았다.

ⓖ 콩

//

천연 수면제

제대로 잠에 들지 못하는 사람들이 많이 있는데, 잠이 안 온다고 해서 수면제를 먹으면 안 된다. 삼성서울병원 신경과 주은연 교수는 "수면제를 먹으면 기억력이 감퇴하는데 약을 복용하고 기억을 전혀 하지 못하는 상태에서 어떤 행동을 했는지 알지 못할 수 있고, 음식을 과다하게 먹어서 살이 많이 찌는 부작용이 있다."고 하였다. 잠이 도저히 안 오는 사람들은 식품을 이용한 천연 수면제를 먹는 것이 좋다. 이런 천연 수면제는 전혀 부작용이 없고 건강에 좋다. 다음은 천연 수면제들이다.

① 바나나

바나나는 비타민B6가 풍부하게 들어있다. '미국국립수면재단'에 의하면 비타민B6는 수면 호르몬인 멜라토닌 합성을 위해 꼭 필요한 성분이다. 또한 바나나는 근육이완제 역할을 하는 칼륨이 풍부하게 들어있어 우리 몸이 수면을 준비하는 데 도움을 준다.

② 상추

상추에 풍부하게 들어있는 락투카리움은 진정과 최면효과
가 있어 신경을 안정시켜주고 수면과 숙면을 유도하는 효과
가 있다.

③ 양파

양파는 신경을 안정시켜 우울증과 불면증 치료에 큰 도움
을 준다. 양파를 반으로 썰거나 얇게 썰어 머리맡에 두면 양
파의 향이 신경계 흥분을 진정시키고 혈액순환을 촉진시켜
불면증 개선에 도움을 준다.

④ 호두

호두를 꾸준히 섭취하면 체내 멜라토닌 함량이 3배까지 증
가한다. 그리고 신경을 안정시키는 마그네슘과 혈압을 개선
하는 칼슘이 풍부해 불면증 해소에 좋다. 또 대뇌세포조직의
신진대사를 원활하게 촉진시키는 레시틴 함량도 높아 스트레
스로 인한 불면증 해소에 도움을 준다.

⑤ 파

파는 혈액순환에 도움을 준다. 그리고 비타민과 칼륨, 칼슘, 식이섬유, 황화아릴, 네기올 성분이 많이 함유되어 있어 면역력을 강화시키고 피를 맑게 해준다. 흥분이 가라앉지 않거나 잠이 오지 않을 때, 파를 달여 먹으면 불면증 해결에 도움을 준다.

⑥ 체리

체리는 멜라토닌의 원천이 되는 식품으로 수면과 생체시계 조절에 도움을 준다. 체리는 수면제의 대안으로까지 사용할 수 있는 천연 수면제다. 2010년 '약용식품저널'에 발표된 연구 결과에 의하면 매일 두 번씩 체리주스를 마신 만성 불면증 환자는 그 증세가 크게 개선되었다.

⑦ 키위

키위 속에 들어있는 칼슘과 마그네슘은 신경을 안정시키고 잠이 오도록 도와주는 호르몬인 세로토닌의 분비를 늘려준다. 대만의대 영양건강과학대학원 연구팀의 연구 결과, 잠들기 1시간 전 키위 2개를 섭취하면 수면의 질이 현저하게 향상되었다.

8 **아보카도**

아보카도는 수면에 도움이 되는 세로토닌을 생성하는 트립토판을 비롯해 칼륨, 칼슘 등의 무기질 성분, 비타민A · B · C 등이 많이 들어있다. 또한 아보카도에 함유되어 있는 풍부한 불포화지방산은 혈압을 개선하고 우울증과 불면증에 도움이 된다.

과식은 금물

과식을 하면 위산의 분비가 원활하지 못해 역류성 식도염과 위궤양 같은 소화기질환이 발생할 수 있다. 그리고 과식을 하면 우리 몸은 오랫동안 소화에만 집중하다 보니 다른 기능을 등한시하게 되고 몸의 저항력이 떨어진다. 잦은 과식으로 비만이 되면 콜레스테롤이나 지방 때문에 혈액순환에 문제가 생겨 순환기질환과 각종 질환이 발생할 수 있다. 밥을 적당히 먹으면 암도 예방된다. 암은 과잉 섭취하는 습관으로 생기는 경우가 많기 때문이다.

과식을 덜 하기 위해서 물을 자주 마셔주는 것이 좋다. 왜냐면 우리는 배고픔과 목마름을 혼동하는 경우가 꽤 있기 때문이다. 따라서 물을 많이 마셔서 이 혼동을 없애주는 것이 좋다. 물을 많이 마시면 피로회복도 된다. 그리고 체내에 수분이 떨어지면 신진대사가 원활하게 되지 않아서 기능이 떨어지고 살이 찌기 쉽다. 과식의 악영향은 다음과 같다.

01 우리가 음식을 체내로 흡수하면 이를 소화시키고 에너지를 바꾸는 데 산소가 필요하다. 이때 어쩔 수 없이 노화를 촉진하는 활성산소가 발생한다. 과식을 하면 할수록 활성산소를 더 많이 생성한다.

02 과식은 세포자살을 방해한다. 세포자살이란 늙고 병든 세포가 암세포 등으로 변하지 않기 위해 스스로 죽음을 선택하는 현상이다. 그런데 이렇게 죽어야 할 세포가 죽지 않으면 우리 몸의 일부 세포가 돌연변이를 일으켜 암세포로 변하게 될 확률이 높아진다.

03 과식을 하면 면역력과 해독기능이 저하되어 혈관에 기름 덩어리가 쌓여 동맥경화가 되려고 해도 막지 못할 확률이 높다. 그리고 세균이나 바이러스의 침입에도 취약해진다.

음료수 섭취는 금물

음료수는 대부분 설탕이나 액상과당이 들어있는데, 액상과 당은 설탕보다 더 나쁘다. 액상과당은 혈액 속 염증 물질을 만드는 최종당화산물을 생성해 혈관에 큰 치명상을 가하고, 복잡한 분해과정 없이 바로 간에 도달하여 대사단락을 만들 어서 비만을 야기한다. 그리고 내장지방에 쉽게 쌓이고 독소 와 염증을 만들며 장내 유해균들을 많이 만든다. 또 액상과당 은 허기를 느끼게 하는 그렐린 호르몬을 분비해 식욕을 많이 올린다. 그래서 탄산음료를 마시면 과식을 하게 된다.

요즘 제로 칼로리 음료수들이 많다. 제로 칼로리 음료수는 열량이 높은 설탕 대신 아스파탐이나 사카린 같은 매우 해로 운 인공감미료가 들어있다. 그래서 가격이 더 저렴한 것이다. 이런 인공감미료들은 우리 몸에 들어오면 식욕 조절에 영향 을 주어 훨씬 더 많이 먹게 만들고 건강에도 매우 안 좋다.

아스파탐은 설탕보다 180~220배 단맛이 강한 첨가물로 설탕보다 칼로리가 적어 다이어트 감미료로 많이 이용되고 껌, 사탕, 젤리, 초콜릿 등에 사용된다. 아스파탐에 들어있는 메틸알코올을 많이 섭취하면 사망에 이를 수 있다.

미국 퍼듀대학교 연구팀이 인간과 유사한 DNA 구조를 가진 실험용 쥐들을 두 그룹으로 나눠 일정 기간 동안 한 그룹은 일반 음료를 먹게 하고, 다른 그룹은 사카린을 넣어 저칼로리로 만든 음료를 먹게 했다. 그 결과 저칼로리 사카린 음료를 먹은 쥐 집단이 일반 음료를 먹은 쥐 집단보다 체중이 평균 5g 더 늘었고 체지방 역시 더 많아졌다. 쥐는 평균 체중이 300g이다.

행복한
사고

남과 비교 덜 하기

수많은 사람들이 행복을 느끼지 못하고 있다. 그 이유는 자꾸 다른 사람과 비교하기 때문이다. 그런데 그럴 필요가 전혀 없다. 왜냐면 인생이라는 이야기의 주인공은 자신이기 때문이다. 다른 사람들은 전부 조연이나 엑스트라다. 왜 주인공이 그들과 비교해서 자신을 비하하고 스스로 불행을 만드는 것인가? 자기 자신을 비하하지 말고 사랑해야 한다. 남들과 비교하려는 생각이 들 때, 그것을 더 이상 생각하지 않으려고 노력을 해야 한다. 자신을 사랑하고 열심히 살다 보면 앞으로 좋은 일들이 수없이 일어난다.

미국 펜실베이니아대학교 멜리사 헌트 박사 연구팀은 대학생 143명을 대상으로 SNS 사용 시간과 우울증, 외로움 등의 상관관계를 연구했다. 참가자는 기존처럼 SNS를 사용하는 그룹(대조군)과 하루에 페이스북, 인스타그램, 스냅챗 하나당 사용 시간을 10분으로 제한하는 그룹 중 한 곳으로 무작위 배정됐다. 그리고 3주 동안 주어진 사항에 맞춰 SNS를 사용했다. 3주 후 연구팀은 참가자들의 불안감, 우울증, 외로움 등 7가지 항목을 측정하고 우울증 점수에 따라 두 그룹으로 나눠 분석하였다. 그 결과 우울증 증상이 높았던 그룹은 23점에서 14.5점으로, 우울증 증상이 낮았던 그룹은 5.1점에서 4점으로 개선됐다. 반면 대조군은 유의미한 개선이 없었다. 연구팀은 SNS를 사용할수록 자신을 남과 많이 비교하기 때문에 이 연구 결과가 나온 것으로 분석하였다.

부정적인 생각 줄이기

부정직인 생각 자체가 나쁜 것은 아니다. 어떤 일을 판단하는 데 있어 부정적인 생각을 가지는 것은 좋을 수도 있기 때문이다. 하지만 쓸데없는 부정적인 생각은 사람을 우울하고 괴롭게 만든다. 한 가지만 생각해보면 된다. '이 생각이 꼭 필요한가?' 필요하지 않다면 그 부정적 생각을 하지 않으려고 노력해야 한다. 너무 과거에 연연할 필요 없다. 이제부터 잘하면 된다. 노먼 빈센트 필 박사는 연구 결과를 바탕으로 사람의 생각을 다음과 같이 분류했다.

01 사람이 하는 걱정 중 절대로 발생하지 않을 사건에 대한 걱정이 40%
02 이미 일어난 사건에 대한 걱정이 30%
03 별로 신경 쓸 일이 아닌 작은 것에 대한 걱정이 22%
04 우리가 어떻게 바꿀 수 없는 사건에 대한 걱정이 4%
05 우리들이 해결해야 할 진짜 사건에 대한 걱정이 4%

잡다한 생각 중 우리에게 필요한 것은 4%뿐이다. 영국 옥스퍼드대학교 의대 연구팀은 아이와 어른의 웃음에 대해 연구를 하다가 다음과 같은 사실을 밝혀냈다. 어린아이는 하루에 400~500번을 웃는다. 그런데 장년이 되면 이 웃음이 하루에 15~20회로 감소한다. 인간은 기쁨과 웃음 속에서 태어나고 점점 기쁨과 웃음을 잃어버리며 끝난다. 많은 사람들이 96%의 쓸데없는 걱정으로 기쁨도 웃음도 마음의 평화도 잃어가며 살고 있다.

부정적인 생각이 계속 들면 음악, 영화, 드라마, 책 등으로 기분을 전환하거나 산책하는 것이 좋다. 걸을 때 뇌에서 세로토닌이 분비되어 기분이 좋아진다. 부정적인 생각이 들 때 과일을 먹는 것도 좋다. 과일에 풍부한 비타민C는 부정적 기분이 생기는 것을 막는 데 도움이 되고 스트레스를 줄여준다.

② 부정적인 생각 줄이기

남에게 신경 덜 쓰기

수많은 사람들이 남을 엄청나게 신경 쓴다. 항상 님의 눈치를 살피고 '남이 나를 어떻게 생각할까?'를 많이 고민한다. 그리고 남들의 말과 행동을 너무 과도하게 신경 쓰다 보니까, 그들이 마음에 들지 않으면 험담을 하기도 한다. 남에게 신경을 많이 쓰는 사람일수록 남의 험담을 할 확률이 높다. 왜냐면 항상 생각하는 것이 남이기 때문에 대화를 할 때 자연스럽게 남의 얘기를 많이 한다. 그러다 보면 험담을 하게 되는 것이다. 험담이 유익한 결과를 가져오는 경우는 없지만, 나쁜 결과를 가져오는 경우는 셀 수도 없이 많다. 남에게 신경을 많이 쓰면서 험담을 하지 않는 사람은 속으로 남을 욕하고 화낼 가능성이 크다. 그러면 자신만 스트레스를 받고 건강에도 좋지 않다. 따라서 남에게 신경을 많이 써서 남는 것은 없지만 잃는 것은 많다.

남에게 신경을 과도하게 쓰다 보면 발전하기 힘들다. 왜냐

178

면 자신이 하는 모든 것을 남의 눈치를 보면서 하기 때문에 스트레스도 많이 받고, 정말 자신이 원하는 것을 하기가 힘들다. 자신에게 집중하며 살다 보면 자신이 진정 원하는 것이 무엇인지 알게 되고 일과와 삶이 훨씬 더 좋게 바뀐다. 지금부터 최대한 남에게 덜 신경 쓰고 살아보자. 인생이 나아지고 행복해질 것이다.

스티브 잡스는 "여러분의 삶은 한정되어 있습니다. 그러니까 다른 사람의 인생을 살아주느라 시간을 허비하지 마십시오. 다른 사람들의 시끄러운 의견에 내면의 목소리가 파묻히지 않도록 하십시오. 무엇보다도 가장 중요한 것은 여러분의 마음과 직감을 따라갈 용기를 가지는 것입니다."라고 하였다.

❸ 남에게 신경 덜 쓰기

우울한 생각 줄이기

우울한 생각에 집착을 하면 할수록 더 우울해진다. 우울한 생각은 꼬리에 꼬리를 물기 때문에 최대한 이런 생각을 안 하려고 노력해야 한다. 이런 생각이 들 때마다 산책, 뒷산 등산, 가벼운 조깅, 맨손 스쿼트 같은 운동을 하는 것이 좋다. 왜냐면 이 세상 최고의 항우울제는 운동이기 때문이다. 운동을 할 때 뇌에서 행복 호르몬으로 불리는 세로토닌이 많이 생성된다. 항우울제 약은 소화불량, 두통, 구토, 불면 또는 졸림 등의 부작용을 가지고 있다. 하지만 운동은 부작용이 없다. 운동을 하면 기분을 좋게 만들어주는 엔도르핀도 많이 분비된다. 해가 떠 있을 때 밖에서 산책을 하면 햇볕을 쬐어 비타민D가 생성되고 세로토닌도 분비된다. 한국인 성인 93%는 비타민D 부족 상태다. 비타민D가 부족하면 감정장애의 발병 위험이 증가한다는 영국 국립 정신병연구소의 연구 결과가 있다. 지나치게 과한 운동은 피로물질인 L-젖산을 생성하여 세로토닌 분비를 억제한다. 따라서 운동할 때 가벼운 운동을 길게 하는 것이 훨씬 더 좋다. 빠르게 달리는 것은 좋지 않다.

좋아하는 일에 몰두하면 우울함이 줄어든다. 불쾌한 기분은 유쾌한 일을 할 때 감소하기 때문이다. 하고 싶은 일과 좋아하는 일을 찾거나 하는 데 시간과 에너지를 투자하는 것이 좋다.

우울할 때 과일을 먹는 것도 좋다. 비타민C가 부족하면 피로나 슬픔을 느낄 수 있다. 과일에 풍부한 비타민C는 부정적 기분이 생기는 것을 막는 데 도움이 된다. 그리고 스트레스를 받을 때도 과일을 섭취하면 스트레스 해소에 도움이 된다. 우울할 때 음악을 듣는 것도 좋다.

감사하는 마음

사람은 감사함을 느낄 때 행복해진다. 항상 남과 비교하며 자신의 처지를 비관하고 다른 사람을 부러워하다 보면 행복과 점점 멀어진다. 하지만 가지고 있는 것에 감사함을 느낄수록 행복과 가까워진다. 가지고 있는 것이 거창하지 않아도 된다. 필자는 한때 건강이 많이 안 좋았지만 식습관을 바꾸고 운동을 하며 아주 건강해졌다. 그래서 필자는 건강한 것에 굉장히 감사함을 느끼며 행복하다. 삶에서 가장 중요한 것은 건강이다. 지금 건강하거나 식습관을 바꾸고 운동을 하며 건강해질 수 있다면, 그것만으로도 사람은 행복할 수 있다. 감사함을 느낄 부분은 건강이 아니어도 된다. 연인, 행복한 목표, 좋아하는 일, 돈, 좋아하는 취미, 가정 등 인생에서 중요한 것 중에 하나만 있어도 사람은 충분히 행복할 수 있다. 작거나 사소한 것에 감사함을 느끼는 것도 매우 좋다. 이런 생각을 가지게 되면 기분이 좋아지고 활력이 생긴다.

돈에 너무 욕심을 내는 것은 좋지 않다. 왜냐면 돈에 대한 욕심은 끝이 없기 때문이다. 10억이 있어도 만족을 못하고 무리한 투자를 하다가 재산을 다 잃고 큰 빚까지 지는 사람들이 셀 수도 없이 많다. 일을 열심히 하다 보면 돈은 자연적으로 버는 것이다. 하지만 돈에 욕심을 너무 내기 시작하면 그 욕심은 끝이 없어져서 수입에 만족을 못하는 경우가 많다. 스티브 잡스가 삶을 회고하며 돈은 먹고 살 정도만 벌면 되는데 소중한 사람들을 더 챙기거나 행복을 위해 살지 못한 것을 후회했다. 얼마를 벌든 그 돈에 감사할 수 있다면 사람은 행복해진다.

⑤ 감사하는 마음

고민 해결에 좋은 산책

미국 스탠퍼드대학교 연구팀의 연구 결과, 사람들이 앉아 있을 때보다 걸을 때 창의적인 아이디어가 평균 60% 정도 증가했다. 특히 걷는 것은 복합적인 잠재적 솔루션에 의해 만들어지는 독특한 아이디어이자 사고력의 과정인 '확산적 사고' 발달에 효과적이었다. 이 연구팀은 새로운 생각을 하려면 꽉막힌 사무실에서 벗어나라고 조언한다. 직장인들은 창의적인 아이디어를 얻기 위해 책상 앞에 앉아서 고민하기보다 차라리 회사 주변을 한 바퀴 돌고 오는 게 낫다. 그만큼 창의적인 아이디어를 떠올리는 데 산책, 즉 걷기는 중요한 요소다. 걷기는 최고의 운동이다. 걸으면 우리 몸속에 있는 200여 개의 뼈와 600개가 넘는 근육이 일제히 움직이며 장기들도 활발하게 움직이기 시작한다. 이때 우리의 뇌도 활동적으로 반응한다. 하루에 최소 30분 정도는 걷는 것이 좋다. 걸으면서 초록색 자연을 보면 정서적 안정까지 더해져 큰 효과를 발휘한다.

미국 과학 학술지 '이모션'에 의하면 매일 꾸준히 12분만 걷는 운동을 해도 우리 몸에는 놀라운 변화가 생긴다. 연구팀이 수백 명의 대학생들을 대상으로 앉아 있는 시간과 동일하게 걷는 시간에 일어나는 신체의 변화를 조사한 결과, 걷기에 참여한 학생들의 활력이 훨씬 더 강력했고 주의력과 자신감이 상승되었다.

가만히 앉아서 고민을 하면 답답하고 해결이 잘 안 되는 경우가 많다. 필자는 고민을 해결하고 싶을 때 무조건 걷는다. 걸으면서 고민하다 보면 신기하게도 좋은 아이디어가 떠오르며 문제들이 해결된다. 필자는 산책을 하며 고민했을 때 해결되지 않았던 적이 거의 없다.

역사적으로 유명한 과학자, 철학자, CEO들 중에 산책을 하면서 창의적인 아이디어를 얻은 사람들이 매우 많다. 대문호인 윌리엄 셰익스피어와 요한 괴테는 식사 후 반드시 여유와 힐링을 위한 산책을 즐겼다. 베토벤과 모차르트 역시 산책이 창의력의 원천이었다고 하였다. 철학자이자 시인이었던 프리드리히 니체는 "진실로 위대한 생각들은 걷는 동안 잉태되었고, 사고를 위한 산책은 밤이고 낮이고 언제든지 가능하다."고 하였다. 애플의 스티브 잡스와 마크 저커버그도 걸으면서 회의하고 면접을 보는 것으로 유명하다.

⑥ 고민 해결에 좋은 산책

행복해지는 습관

미국 미시간대학교 심리학과 크리스토퍼 피터슨 교수와 마틴 셀리그먼 교수는 매일 좋은 일 세 가지를 떠올리는 실험을 했는데, 이는 잠자리에 들기 전 하루 동안 있었던 좋은 일 세 가지를 적은 다음 '이 일이 왜 일어났을까?'라는 질문에 답해보는 것이었다. 실험 결과는 놀라웠다. 매일 자신에게 일어난 좋은 일을 헤아리다보면 향후 6개월간 행복감이 증가했고 우울증 증상이 크게 줄어들었다. 이것은 간단하지만 우리를 영원히 행복하게 해줄 최고의 습관이 될 수 있다.

병을 치료하는 웃음

미국 로마린다대학교 의대 리 버크 교수 연구팀의 연구 결과, 크게 웃으면 병원균의 침투를 막아주는 인터페론감마 호르몬이 평소보다 200배 정도 늘어났고 병균이나 암세포를 제거하는 NK세포가 크게 활성화되었으며 염증을 제거하는 황체면역글로빈A가 크게 증가했다.

웃음은 세로토닌과 엔도르핀 호르몬을 분비하여 긴장을 해소시키고 스트레스 호르몬의 분비를 억제한다. 그리고 혈액순환을 좋게 하여 혈압과 혈당을 개선한다. 재밌는 예능, 영화, 유튜브를 자주 보며 웃으면 병 치료에 큰 도움이 된다. 미국 잡지인 '세터데이 리뷰'의 편집장인 노만 커즌스는 50세 때 강직성 척수염을 앓았고, 치료 불가 판정을 받았다. 그는 극심한 고통을 겪었고 손가락조차 굽혀지지 않았으며 불면증이 매우 심했다. 하지만 4년 동안 매일 코미디물을 보며 병을 완전히 치료했고, 웃음이 병을 치료한다는 책을 써서 40주 동안 베스트셀러를 차지했다.

긍정적 사고

영국 왕립대학교 키이스 페팅게일 연구팀은 유방암 환자 69명을 대상으로 병에 대한 태도와 사망률의 상관관계를 조사했다. 연구팀이 유방암을 극복할 수 있다고 믿는 환자들과 그렇지 않은 환자들의 수술 후 사망률을 비교한 결과, 자신이 병을 극복할 수 있다고 믿었던 환자의 71%가 생존했다. 그러나 절망감에 빠져 포기했던 환자는 19%만이 살아남았다.

모든 일은 마음먹기에 달려 있다. 긍정적인 마음을 먹으면 긍정적인 일들이 생긴다. 세계 최고의 물리학자인 스티븐 호킹은 그의 어머니 한 마디가 오늘날 자신을 있게 했다고 말했다.
"희망을 가지고 사는 사람들에게 이 세상은 마법처럼 아름답단다."

자동차의 왕이라고 불리는 헨리 포드는 "할 수 있다고 생각하면 할 수 있고, 할 수 있는 일도 할 수 없다고 생각하면 할 수 없다."라고 하였다.

운동

01

운동을 습관으로 만들기

운동을 하면 근육은 지방과 함께 혈액으로부터 아미노산을 공급받아 연료로 사용한다. 그러면 혈액에서 아미노산의 수치가 떨어지므로 트립토판이 혈액뇌관문을 통과해 뇌로 들어갈 확률이 매우 커진다. 그래서 운동을 하면 뇌에서 세로토닌이 많이 생성되어 기분이 좋아지고 스트레스가 해소된다.

유산소 운동을 20~30분 정도 하면 뇌유래신경영양인자(BDNF)가 분비돼서 스트레스로 인해 손상된 뇌세포를 회복하고 감정과 우울한 감정을 느끼는 정도가 줄어들게 된다. 그리고 운동은 혈관을 넓혀주고 탄력이 생기게 하는 등 혈관을 튼튼하게 만들어준다. 그래서 운동을 하면 혈액순환도 좋아진다.

운동을 하면 기분을 좋게 만들어주는 호르몬인 엔도르핀, 지방분해 호르몬인 아디포넥틴, 근육을 만들어주는 테스토스테론 호르몬 등이 몸에서 분비된다. 그래서 운동을 하면 내장지방과 체지방이 빠지고 근육이 생긴다. 내장지방이 빠지면 장내 유해균이 줄어들고 장내 유익균이 늘어나 장 건강도 많이 좋아진다.

헬스장에서 운동을 하면 무리하기 쉬운데, 과도한 운동은 피로물질인 L-젖산을 만들어 세로토닌의 생성을 억제하고 병 치료에도 도움이 덜 된다. 음식으로 얻는 D-젖산은 건강에 매우 이롭지만 과한 운동으로 생성되는 L-젖산은 해로운 면이 있다. 따라서 병을 치료하려면 산책, 가벼운 조깅, 뒷산 등산 등 가벼운 유산소 운동이 가장 좋고 맨손 스쿼트, 요가, 필라테스 같은 운동도 좋다. 만약 수영이나 달리기 같은 격렬한 운동을 좋아한다면, 그것을 하는 것이 운동을 안 하는 것보다 건강해지고 훨씬 더 좋다. 운동할 때 가장 중요한 것은 운동을 매일 하는 것이다. 운동을 매일하면 습관이 돼서 자연스럽게 꾸준히 하게 된다. 운동의 효능은 다음과 같다.

01 많은 현대인들이 불면증을 겪고 있다. 유산소운동은 자율신경의 균형을 잡아주고 발을 자극해 부교감신경의 작용을 원활하게 해 줘 수면 유도에 도움을 주며 심신을 안정화시켜 불면증 개선에 뛰어난 효과가 있다. 그리고 운동으로 생성되는 세로토닌은 수면과 깨어남을 통제하는 뇌를 자극하여 불면증과 우울증을 개선한다.

02 운동을 하면 장이 더 건강해지기 때문에 소화와 배변활동이 원활해진다.

03 세로토닌 수치가 낮아지면 성욕은 오히려 증가한다. 성욕을 적절히 통제하기 위해서라도 세로토닌은 정상수치를 유지하는 것이 좋다.

04 세로토닌 수치가 안정적으로 유지되는 사람들은 그렇지 않은 사람들에 비해 더 많은 행복을 느끼고 온화하며 집중력 있는 성격을 형성하게 된다. 그리고 세로토닌 수치가 안정되면 이유 없는 불안감이나 초조함을 느끼는 일도 거의 없어진다.

05 내장지방은 인체의 주요 장기들을 둘러싸고 있기 때문에 건강과 밀접한 상관관계가 있다. 운동은 내장지방과 체지방을 빼는 데 매우 효과적이다.

06 운동은 혈액순환을 좋게 한다. 피는 우리 몸에서 아주 중요한 역할을 한다. 폐로 들어온 산소를 몸 곳곳에 전달하고 영양분을 나른다. 또 대사과정에서 발생되는 찌꺼기를 처리하기도 한다.

필자는 매일 뒷산을 등산하거나 산책을 한다. 필자는 식습관을 바꾸고 등산과 산책을 하면서 우울증과 불면증, 비염을 치료했고 건강이 굉장히 좋아졌다. 등산과 산책을 하면서 체지방도 많이 빠졌고 부정적인 생각도 거의 안 하게 되었다. 그리고 좋은 생각들이 많이 떠올라서 인생에 도움이 많이 되었으며 매우 행복해졌다. 필자는 등산과 산책으로 인생이 바뀌었다고 할 정도로 효과가 컸다. 굳이 유명하고 높은 산을 찾아서 등산할 필요는 없다. 그런 산들은 너무 가파른 경사가 많아서 다리 건강에 안 좋을 수 있다. 하지만 뒷산은 대부분 경사가 낮아서 다리에 무리가 가지 않는다. 따라서 뒷산을 등산하는 것이 건강에 훨씬 더 좋다. 등산할 때 배낭을 메고 가면 뼈와 관절 건강에 안 좋기 때문에 배낭 없이 등산하거나 최대한 가볍게 메는 것이 좋다. 나무는 피톤치드를 내뿜는다. 피톤치드는 박테리아나 해충으로부터 자신을 방어하기 위해 발산하는 살균·살충효과를 지닌 항균물질이고 인간에게도 매우 이롭다. 피톤치드의 주성분인 테르펜은 항생작용, 혈압 개선 등 많은 효과가 있고 면역력도 상승시킨다. 그래서 몸이 안 좋은 사람들은 등산을 한두 번만 해도 몸이 조금 더 건강해지는 것을 바로 느낀다. 한번 뒷산을 등산을 해보면 얼마나 좋은지 체감할 수 있다. 피톤치드의 효능은 다음과 같다.

01 피톤치드를 흡입하면 융모의 운동이 활발해져 공기 중의 티끌을 제거하기 쉽게 된다. 임업에 종사하는 사람이 꽃가루 알레르기가 없는 것은 이 때문이다. 피톤치드는 다양한 균을 없애주는 효과가 있어서 아토피 같은 알레르기질환의 예방과 회복에 좋다.

02 피톤치드는 스트레스를 해소시켜 우울증과 불면증을 개선한다.

❶ 운동을 습관으로 만들기

03 대뇌피질을 활성화시키기 때문에 몸의 조정력이 높아진다. 이로 인해 수면이 잘 취해지고 간 기능이 향상되는 효과가 있다.

04 도시와 산림 내에서 페달을 돌리는 운동을 하고 심전계로 심박수를 측정한 연구 결과, 도시보다 삼림 내 피로회복이 훨씬 빨랐다.

05 피톤치드 내에 있는 테르펜 성분은 특유의 향내와 시원함을 가지고 있다. 테르펜이 우리 몸에 들어오면 기분이 좋아진다.

06 질소산화물 등의 공기의 유해 물질을 에워싸는 작용이 있어 공기를 정화한다.

등산을 하지 않고 산책만 해도 큰 효과를 낼 수 있다. 웬만하면 자동차나 대중교통을 이용하는 것보다 걷는 것이 좋다. 대중교통을 이용하더라도 1~3 정거장 앞에 내려서 집이나 직장까지 걸어가는 것이 좋다. 근처에 나무가 많은 공원이 있다면 공원을 산책하는 것도 굉장히 좋다.

운동은 다이어트의 효과가 크다. 운동으로 얻는 1kg의 근육은 매일 50~70kcal를 태우는 효과를 가진다. 유산소운동도 근육이 꽤 생긴다. 근육을 늘려주면 평생 건강한 몸으로 살기에 좋고 나잇살도 방지한다. 사람이 나이가 들면 자연스럽게 인슐린 수치가 높아지고, 이로 인해 복부에 살이 찌게 된다. 이런 나잇살을 방지하려면 운동으로 근육을 만들어야 한다.

체중 감량을 하면 당뇨병 치료에도 매우 좋다. 영국 뉴캐슬 대학교 연구팀은 체중 감량과 당뇨병의 관계를 실험하기 위해 6년 이내에 제2형 당뇨병 진단을 받은 사람들을 모집해 두 그룹으로 나눴다. 한 그룹은 모범적인 관리를 받았고, 한 그룹은 집중 체중 감량 관리를 하면서 적절한 당뇨병 치료를 받았다. 1년 후 체중 감량 관리를 한 사람들 중 46%가 정상 혈당 수치로 회복되었고 계속 유지됐다. 연구팀은 체중 감량 초기부터 당뇨병 환자들의 베타세포 기능이 지속적으로 개선된 것을 확인했다. 베타세포는 인슐린의 생성, 저장 및 방출을 맡고 있다.

운동은 수명도 늘려준다. 캐나다 퀸스대학교와 미국 하버드 대학교 의대 공동연구팀은 미국의 '건강영양상태조사'와 사망에 관련된 자료 등을 분석했다. 연구팀은 조사 대상자들을 운동량에 따라 활동적인 그룹, 다소 활동적인 그룹, 비활동적인 그룹의 3개 그룹으로 나눴다. 백인 남성의 경우 다소 활동적인 그룹 및 활동적인 그룹에 속한 이들은 20세 기준으로 비활동적인 남성들에 비해 2.4년을 더 사는 것으로 나타났다. 이 기대수명 격차는 80세에 1.2년이었고, 여성도 비슷했다. 20

세에 활동적인 그룹은 기대수명이 3년 더 길었으며, 80세에
활동적인 그룹은 1.6년 더 길었다. 흑인 여성들은 최대 5.5년
까지 기대수명이 더 길어졌다. 연구팀은 "운동을 1시간 할 때
마다 2.3~11.3시간의 수명이 연장된다."고 설명했다.

집에서 간단하게 매일 맨손 스쿼트를 하며 몸을 건강하게
만들 수도 있다. 운동을 할 때 면적이 가장 많은 부분을 움직
여줄수록 운동의 효과가 크다. 그래서 '힙업 운동'이라고 불리
는 스쿼트는 매우 좋다. 집에서 쉽게 할 수 있고 엉덩이 근육
을 많이 늘려준다. 인간의 근육 70%는 엉덩이와 허벅지에 있
다. 엉덩이 근육량이 많을수록 인슐린저항성이 감소하고 혈당
과 혈압을 조절하는 기능이 증가하게 된다. 엉덩이 근육이 크
면 기초대사량이 늘어나 에너지 소비가 많아지고 뱃살이 줄어
든다. 그리고 스쿼트는 자세를 교정하는 효과도 있어서 척추
와 무릎 통증을 줄여준다. 다음은 스쿼트를 하는 방법이다.

:: **스쿼트 하기** --

01 다리를 골반 혹은 어깨넓이로 벌린다.

02 팔을 앞으로 뻗어준다.

03 숨을 마시면서 서서히 엉덩이를 뒤로 빼며 앉아준다.

04 허리는 일자로 유지한다.

05 허벅지가 바닥과 수평이 되도록 내려간 후 올라오며 숨을 내쉰다.

이까지는 기본 스쿼트 동작이다. 여기서 엉덩이를 살짝 올렸다가 다시 내리고 일어나는 더블딥 스쿼트는 효과가 훨씬 좋다. 잘 안된다면 인터넷으로 영상을 보며 자세를 가다듬는 것이 좋다. 매일 스쿼트만 꾸준히 해도 삶의 질이 엄청나게 향상된다. 무리하게 많이 할 필요도 없다. 음악을 들으면서 스쿼트를 하면 즐겁게 운동할 수 있다.

간단한 상체 근력운동을 하고 싶다면 근처에 있는 운동장이나 체육시설이 있는 곳에 걸어가서 철봉만 하고 와도 된다. 이렇게 운동을 하면 산책의 효과까지 더해져서 좋다. 필자도 이런 식으로 운동하거나 철봉이 있는 뒷산을 자주 등산하며 철봉만 하고 오는데 근력이 많이 증가했다.

요리, 악기연주, 그림, 도예, 목공예 등의 취미도 세로토닌을 증가시키는 운동이다. 이런 취미들은 유익한 결과물들이 덤으로 생긴다. 건강을 위해서 이런 취미들을 가지는 것도 매우 좋다.

02

햇볕 쬐기

햇빛은 모든 생명의 근원인데 사람들은 햇빛을 과소평가하고 별로 중요하게 생각하지 않는 경향이 있다. 굳이 땡볕에 나가서 햇볕을 쬐일 필요는 없다. 해가 떠있기만 하면 시간대에 상관없이 햇빛으로부터 비타민D를 포함한 이로운 성분들을 많이 흡수할 수 있다. 햇볕을 쬐면 뇌에서 세로토닌도 분비된다. 비타민D는 칼슘의 흡수를 도와주며 혈당과 혈압을 개선하는 효과가 있다. 대부분의 사람들은 햇볕을 통해 비타민D를 90% 공급받는다. 질병관리본부의 '국민건강영양조사'에 의하면 한국 남성의 86.8%, 여성의 93.3%가 혈중 비타민D 부족 상태다. 비타민D가 부족하면 우울해지기 쉽고 우울증이 발병할 위험도 증가한다. 하루에 최소 30분 이상 해가 떠있는 시간에 산책을 하면 비타민D를 많이 흡수할 수 있다. 주말에 날씨가 좋다면 뒷산을 등산하거나 밖에서 지칠 때까지 걸으며 비타민D를 충전하는 것도 좋다. 비타민D 영양제는 부작용이 많아서 안 먹는 것이 좋다. 비타민D를 식품으로 보충하려면 비타민D가 꽤 함유되어 있는 콩, 치즈, 무가당 요구르트, 계란, 망고, 햇볕에 말린 무말랭이, 표고버섯을 자주 먹으면 된다. 비타민D가 결핍되면 나타나는 현상들은 다음과 같다.

01 비타민D가 감소하면 근육과 뼈가 약해진다. 근육 및 뼈를 건강한 상태로 유지하는 데 꼭 필요한 미네랄인 마그네슘이 불균형한 상태가 되기 때문이다. 비타민D는 칼슘의 흡수를 도와 뼈의 밀도를 높이고 골절, 골다공증 등의 위험을 줄여주는 역할을 한다.

02 비타민D가 부족해지면 예민해지고 기분이 자주 변하거나 우울증에 걸릴 수 있다. 비타민D는 호르몬 분비와 관련되어 있기 때문에, 이 비타민이 부족해지면 정신 건강에 특정한 변화가 발생한다. 아일랜드 세인트 제임스병원 로버트 브릭스 박사 연구팀이 '아일랜드노화종단연구'를 분석한 결과, 비타민D가 많이 부족하면 4년 내 우울증이 발병할 가능성이 75% 높았다.

03 비타민D는 체내 염증을 제거하는 효과가 있다. 그리고 관절질환을 예방하는 데 도움이 된다.

04 비타민D가 부족하면 칼슘 사용 및 흡수에 문제가 생기기 때문에 충치가 발생할 수 있다. 잇몸에 염증이나 출혈이 생길 수도 있다.

05 비타민D가 부족하면 고혈압 합병증이 발생할 수 있다.

② 햇볕 쬐기

06 비타민D의 흡수가 잘 이루어지지 않으면 신체 및 정신적 활동에 문제가 발생한다. 엄청난 피로감이 들거나 매우 나른해져 원래 해오던 일을 평소처럼 할 수 없어질 수 있다.

07 비타민D의 양이 줄어들면 신진대사 상태가 복잡해진다. 이렇게 되면 건강한 체중을 유지하기 어려워진다.

08 비타민D 결핍은 폐 기능에도 영향을 미친다. 비타민D가 폐 조직에서 염증을 유발하는 단백질을 차단하기 때문이다.

09 비타민D가 부족하면 LDL 콜레스테롤이 증가할 확률이 크다. 이로 인해 콜레스테롤과 관련된 문제가 발생할 위험 또한 커진다.

10 비타민D가 부족하면 면역계에 의한 항체 생성에도 문제가 생겨 감기나 독감에 걸릴 확률이 높아진다.

비타민D는 지방조직에 의해 발생하는 염증을 억제한다. 사이토카인의 종류는 수백 가지인데, 비타민D 영향을 받은 면역세포는 염증을 일으키는 사이토카인 생산을 억제하고 염증을 억제하는 사이토카인 생산을 증진시킨다. 비타민D는 면역반응을 조절하는 림프세포에도 비슷한 역할을 한다. 즉 염증을 증진하는 상황에서 염증을 줄이는 환경으로 바꾼다. 비타민D는 면역세포 수용체와 결합하여 1,000여 개의 유전자를 조절하여 암세포를 억제하고 암을 예방한다. 비타민D

결핍은 염증질환 발병에 큰 영향을 미친다.

서울대학교병원 윤혁 교수 연구팀이 2013~2015년 병원에서 염증성 장질환으로 진단받은 환자 83명의 미세영양소 위험인자를 분석한 결과, 환자들의 89.2%가 심각한 비타민D 결핍 상태였다. 염증성 장질환 환자들의 평균 혈장 비타민D 농도는 12.3ng/ml였다. 국민건강영양조사 기준 한국인 평균 혈중 비타민D 수치는 남성 21.16ng/ml, 여성 18.16ng/ml다.

비타민D는 인슐린감수성과 인슐린저항성에 직접적으로 영향을 준다. 비타민D는 다음 세 가지 상호 보완적인 메카니즘을 통하여 인슐린감수성을 증진시키고 혈당을 개선한다.

01 골격근에 있는 수용체와 상호작용하여 근육세포를 자극하고 포도당을 태운다.

02 온몸의 세포에 있는 인슐린 수용체의 발현을 증진시킨다. 이 수용체들은 혈액에 있는 포도당이 세포로 잘 전달 되게 하고 포도당을 사용하여 혈당을 낮춘다.

03 당과 지방을 태워 에너지 생산과 관여된 유전자를 조절하는 분자 복합체를 활성화한다.

❷ 햇볕 쬐기

영국 에든버러대학교 연구팀은 24명의 고혈압 환자들에게 하루 30분씩 햇볕을 쬐게 하고, 그에 따른 혈압 변화를 측정했다. 그 결과 이들의 혈압이 평균 5% 내려갔다. 연구팀은 햇빛이 혈액순환과 관련된 물질인 질산염 수치를 높이기 때문에 이 연구 결과가 나온 것으로 분석하였다. 연구팀은 "이 연구로 흐린 날씨가 잦은 영국 북부지방이 남부지방에 비해 심혈관질환 사망률이 높은 현상을 설명할 수 있다."고 하였다.

햇빛의 효능은 다음과 같다.

01 우울증을 완화시킬 수 있는 가장 쉬운 방법은 밖으로 나가서 햇볕을 쬐는 것이다. 햇볕을 쬐면 뇌는 행복의 감정을 느끼게 해주는 세로토닌을 더 많이 분비하기 때문이다. 햇빛은 '자연 항우울제' 역할을 하여 우울증 완화에 큰 도움을 준다.

02 비타민D가 결핍되면 유방암과 대장암 등 암 발병률이 증가한다. 미국 캘리포니아대학교 연구진 갈랜드와 프랭크는 암을 예방하는 쉬운 방법으로 '햇볕 쬐기'를 권한다. 자외선을 받으면 비타민D가 피부를 통해 체내에 합성되기 때문에 암 예방이 된다.

03 피부가 햇빛에 노출될 경우 피부에 산화질소가 생성돼 혈관이 확장되고 혈압 수치가 개선된다.

04 하루 평균 30분 이상 햇볕을 쬐면 수면장애 극복에 도움이 된다.

낮에 햇빛을 충분히 받으면 밤에 수면 호르몬인 멜라토닌이 분비되어 깊은 잠을 잘 수 있다.

05 비타민D는 칼슘의 흡수와 이용을 돕는다. 햇볕을 30분 이상 쬐면 비타민D를 많이 흡수할 수 있다. 자외선이 강하지 않은 오전이나 늦은 오후에 가벼운 산책을 즐긴다면 골다공증을 예방할 수 있다.

06 영국 캠브리지대학교 연구팀이 65세 이상의 남녀 약 1천 700명의 비타민D 레벨을 측정한 결과, 비타민D 수치가 낮을 경우 뇌의 인지기능이 떨어진다는 사실을 발견했다. 햇볕을 쬐어 비타민D를 섭취하면 뇌 기능 향상에 도움이 된다. 낮에 잠깐이라도 밖에 나가 산책을 즐기는 것이 좋다.

07 미국신경학회 학술지 '신경학'에 비타민D가 부족하면 알츠하이머 치매를 포함한 모든 형태의 치매에 걸릴 위험성이 높다는 연구 결과가 발표되었다.

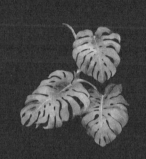

좋은
생활 습관

01

술 섭취 줄이기

술이 스트레스를 해소해줄 것 같지만 실제로는 그렇지 않다. 술에 들어있는 알코올과 아세트알데히드는 세포막 속의 인지질과 쉽게 결합해 세포 내 신호전달체계를 교란시키고, 이 과정에서 생성된 독성물질이 뇌세포에 작용해 뇌 기능 저하와 뇌위축을 유발하여 기억력과 판단력 저하, 충동조절력 상실 등이 나타난다. 즉 술을 마시면 뇌 기능이 저하되면서 판단력이 흐려져 스트레스를 덜 받는다고 착각을 하게 된다.

미국 시카고대학교 연구팀은 건강한 성인 남자 25명에게 대중 앞에서 연설을 하는 과제를 주고 그 변화를 관찰했다. 연설을 시키는 것은 심리학 실험에서 사람에게 스트레스를 주기 위해 사용하는 일반적인 방법이다. 연구팀은 과제를 마친 참가자들에게 알코올이 포함된 주사액을 투여했다. 주사를 맞은 참가자들 몸에서 코르티솔의 분비량이 줄어들기 시작했다. 코르티솔은 스트레스에 반응해 분비되는 호르몬으로 스트레스에 대항하는 신체에 필요한 에너지를 공급해 주는 역할을 한다. 코르티솔의 분비는 줄어드는데 반해 참가자들이 느끼는 스트레스의 강도(심장박동수와 혈압 수치 등)는 높아졌고 스트레스를 받는 시간도 길어졌다. 이처럼 스트레스가 커진 참가자들은 대부분 우울한 기분 탓에 술을 더 마시고 싶어 하는 것으로 나타났다. 연구팀의 엠마 차일즈 교수는 "많은 사람들이 술로 스트레스를 풀려고 하지만, 이는 효과가 전혀 없을 뿐 아니라 오히려 스트레스가 더 쌓여 음주량을 늘어나게 한다."고 하였다.

간은 단백질을 스스로 만들어낸다. 하지만 음주를 하면 단백질 합성을 하는 간이 피로해지기 때문에 근육 성장을 하기 힘들어진다. 그래서 열심히 운동을 한 후 맥주를 마시게 되면 말짱 도루묵이 되는 것이다. 그리고 술을 자주 마시면 간 기능이 안 좋아져서 단백질 합성을 계속 방해한다. 그래서 술을 자주 마시는 사람들은 복부에 살이 많이 찌는 것이다. 음주를 하면 장내 유해균이 많이 늘어나 지방이 더 생기고 염증도 발생한다. 그래서 술은 최대한 멀리 해야만 한다.

알코올은 혈관에 치명적인 요인 중 하나로 혈관 탄력성에 변화를 줘 혈압 상승을 유도한다. 지속적으로 과음할 경우 나이와 관계없이 고혈압에 걸릴 가능성이 높아진다. 서울아산병원 가정의학과 김영식 교수 연구팀은 90~91년 사이 건강증진센터에서 건강검진을 받은 2천 543명을 평균 6년 2개월 동안 추적 조사한 결과, 술을 마시는 남성들은 술을 마시지 않는 사람들에 비해 고혈압 발병률이 2.5배 높았다.

여성은 남성에 비해 알코올 분해효소가 2배 정도 적다. 남녀가 같은 양의 술을 마신다면 여성이 더 빨리 취하고 해독도 느리다. 그래서 여성의 음주는 남성의 2배 속도로 간 손상을 일으키고 중독시킨다. 위와 장에서 흡수된 알코올은 간에서 분해되는데, 아세트알데히드 ALDH(탈수소효소)에 의해 초산으로 바뀐 뒤 물과 이산화탄소로 최종 분해되어 몸 밖으로 배출된다. 여성이 술을 마시면 금방 얼굴이 붉어지고 취기가 오르는 것은 남성에 비해 ALDH가 적거나 비활성형 ALDH의 비중이 높기 때문이다. 음주 후 머리가 아프거나 구토가 나는 이유는 대사과정에서 쌓인 아세트알데히드 때문이다. 간에서 아세트알데히드를 분해하는 속도가 주량을 좌우한다.

SBS 보도에 따르면 한 대학병원이 술을 오랫동안 마신 사람들의 뇌를 조사한 결과, 10년 이상 과음할 경우 뇌 크기가 10%에서 최고 30%까지 줄어들었다. 이는 일주일에 세 번 이상 매번 자기 주량의 절반 이상을 마신 사람들의 경우다. 연세대학교 의대 정태섭 교수는 "알코올 자체가 뇌세포를 공격하여 직접 손상을 줄 뿐만 아니라 장기간 음주로 뇌세포 자체도 영양결핍 현상이 나타나 뇌 부피가 줄어든다. 뇌 크기가 줄어들면 이해, 판단, 운동 능력이 떨어지고 감각까지 둔해진다. 심하면 치매가 발생할 수도 있다. 알코올 남용과 관련해 보일 수 있는 증상들로 기억력과 주의력 저하, 감정조절장애 및 폭력성 증가, 집행기능장애, 판단력의 저하 등이 있다."고 하였다. 성인들의 작아진 두뇌는 금주하면 다시 정상적으로 돌아올 수 있지만 청소년 시기에 작아진 두뇌는 대부분 돌아오지 않는다. 청소년 시기에 알코올을 많이 섭취하면 뇌가 치명적인 타격을 받을 수 있다.

SRI 인터내셔널 생명과학 아돌프 교수 연구팀의 연구 결과, 알코올 섭취는 뇌의 백질 미세구조에 손상을 주었다. 백질은 뇌의 신경세포가 몰려있는 곳으로 좌뇌와 우뇌를 연결하며 감정 표현, 주의력, 결단력, 인지기능 등을 조절한다. 백질이 손상되면 세로토닌이 덜 분비된다. 알코올 의존증 환자는 뇌 백질 미세구조가 크게 손상되어 이성적인 판단이 힘들었다. 금주를 하고 오메가3 식품을 꾸준히 섭취하면 백질이 회복되는 데 큰 도움이 된다.

술은 간, 혈관, 뇌, 장, 위, 췌장, 폐, 피부, 치아, 항문 등 모든 신체 부위에 엄청난 악영향을 미친다. 그래서 증류주 소비량이 가장 높은 우리나라는 간암 발병률이 OECD 국가 중 1위이고, 대장암 발병률이 세계 1위다. 와인이나 맥주에 비해 소주나 위스키 같은 증류주는 몸에 치명적으로 해롭다. 시장조사업체 '유로모니터'의 조사 결과, 한국 성인들의 1주일 평균 증류주 음주량은 13.7잔이고 1인당 증류주 소비량이 세계 1위였다. 러시아는 6.3잔으로 2위였다. 다음은 '미국정신의학회'에서 발표한 '알코올 중독'의 진단 기준이다.

:: 알코올 중독의 진단 기준 --

01 원하는 음주 효과를 얻기 위해 술을 점점 더 많이 마셔야 하는 경우

02 땀, 맥박수 증가, 손 떨림, 구역질, 안절부절 등 금단 증상이 나타나는 경우

03 의도했던 것보다 더 많은 양의 술을 먹거나 장기간 마시는 경우

04 술을 끊거나 조절하려는 마음이 있는데 노력해도 성공하지 못한 경우

05 술을 먹기 위해, 술을 마시는 데, 술을 깨는 데 많은 시간이 소모될 경우

06 술 때문에 중요한 사회적, 직업적, 휴식 활동 등을 줄이거나 포기하는 경우

07 술로 악화될 가능성이 있는 신체적, 정신적 문제가 있어도 계속

마시는 경우

이 중에서 3개 이상 해당되면 알코올 중독이다. 우리나라는 알코올 중독에 대해서 너무 관대한 편이다. 우리나라 사람들은 술을 너무 과도하게 마시고 있다. 기본적인 한의학적 개념으로 잠을 잔다는 것은 간이 담당하는 일이기 때문에 불면증이 있다면 간 기능에 문제가 있는 것으로 본다. 간은 약으로 좋아지는 경우가 없다고 봐도 무방하다. 따라서 술을 자제하고 식습관을 바꾸며 운동을 해야 간이 회복된다.

술을 어쩔 수 없이 먹을 때 그나마 건강에 덜 나쁜 방법이 있다. 알코올은 모두 간에서만 해독되지 않는다. 6~30%는 위와 소장에서 해독이 된다. 그리고 알코올이 가장 먼저 흡수되는 곳은 위다. 공복에 알코올을 섭취하면 안 좋으니까 술을 마시기 전에 안주를 먹어줘야 한다. 하지만 일반적인 안주는 살이 찌기 때문에 술과 함께 먹으면 좋지 않다. 그래서 술을 마시기 전에 안주로 과일을 먹는 것이 가장 좋다.

술을 마실 때 최대한 천천히 마셔주는 것이 좋다. 알코올이 천천히 흡수되면 위와 소장에서 알코올을 분해하는 시간이 늘어나기 때문이다. 알코올은 체내에서 수분을 흡수하는데, 근섬유가 갖고 있던 수분까지 흡수해서 근손실이 발생한다.

술 마실 때 물을 많이 마셔주면 근손실이 줄고 알코올이 희석된다.

알코올은 위를 마비시키기 때문에 술을 먹고 나면 따끈한 음식들이 당긴다. 이때 따뜻한 꿀물을 마셔주는 것이 가장 좋다. 그 이유는 간에서 알코올을 분해할 때 당분과 수분이 필요하기 때문이다.

02

금연

담배가 우울증에 좋다고 생각하는 사람들이 있는데, 실제로는 사람을 우울하게 만들고 정신질환을 겪게 할 가능성이 높다.

캐나다 몬트리올대학교 연구팀은 '건강영양실태조사'에 참여한 20~39세 성인 1천 987명의 피를 뽑아 혈중 납 농도를 확인하고 우울증, 공황장애, 불안장애 등 정신과 증상 유무에 대해 조사를 했다. 이들 중 우울증 진단을 받은 사람은 134명, 공황장애는 44명, 불안장애는 47명이었다. 혈중 납 농도가 $d\ell$ 당 $2.11\mu g$ 정도로 납 농도가 높은 상위 20% 사람들은 $d\ell$ 당 $0.7\mu g$ 정도로 납 농도가 낮은 하위 20% 사람들보다 우울증 증세가 2.3배, 공황장애 증세가 5배 정도 많았다. 혈중 납은 적은 양으로도 정신 건강에 악영향을 주었고, 혈중 납 농도는 담배를 피우면 더 상승했다. 연구팀이 담배의 영향을 고려해 흡연자 628명을 배제하고 비흡연자만을 대상으로 납에 노출된 정도와 정신장애 위험에 대해 분석한 결과, 비흡연자라도 가장 높은 납수치를 가진 그룹은 가장 낮은 납수치를 가진 그룹보다 우울증 발병률이 2.5배, 공황장애 발병률이 8.2배 높았다. 연구팀은 "납에 노출되는 것은 소량이라도 뇌활동에 나쁜 영향을 미치기 때문에 우울증 같은 정신질환을 불러일으키는 것"이라고 하였다.

동의보감에도 "폐가 실하면 우러러보면서 숨을 쉬고 원망하는 마음이 생기며 기력이 없어진다. 폐가 병이 들면 외부에 나타나는 증상들 중 하나로 슬프고 시름에 겨워하며 즐겁지 아니하여 항상 울고자 한다."라고 나온다.

담배 연기는 폐에 들어가는 순간부터 혈관을 축소시키는 작용을 해서 온몸의 혈액순환을 방해하기 때문에 세포분열이 제대로 안 되고 온갖 질병을 유발한다. 담배에 들어있는 주요 성분은 다음과 같다.

① 타르

타르 속에는 2천여 종의 독성화학물질이 들어있고, 그중에 약 20 종류의 발암물질이 포함되어 있다.

② 일산화탄소

일산화탄소는 혈액의 산소운반능력을 떨어트려 만성 저산소증 현상을 일으킨다. 그래서 모든 세포의 신진대사장애를 생기게 할 뿐 아니라 노화 현상을 일으킨다.

③ 니코틴

담배에 들어있는 니코틴은 강력한 습관성 중독을 일으키기 때문에 의학적으로는 마약으로 분류된다. 세계보건기구(WHO)에서도 담배를 마약으로 규정하였다. 담배에 함유된 니코틴은 혈관 수축과 혈압 상승을 일으켜 관상동맥질환, 뇌졸중, 말초혈관질환을 유발한다.

④ 기타

담배는 이외에도 납, 비소, 암모니아, 부탄, 카드뮴, 일산화탄소, 청산가리, 포름알데히드, 메탄올 등이 들어있다.

담배는 200가지의 발암물질이 들어있기 때문에 모든 암의 발병 위험을 증가시킨다. 흡연은 간에 영향을 미치지 않는다고 생각하는 경우가 많은데, 담배는 간 건강에도 나쁜 영향을 끼치기 때문에 이미 간질환이 있는 사람들은 반드시 금연을 해야 한다. C형 간염 환자가 흡연을 하면 간의 섬유화를 심하게 하고 항바이러스 치료 효과를 떨어트린다. 그리고 B형 간염 바이러스 보유자가 담배를 피울 경우 간경변증이 더 잘 생기고, 간 이식을 받은 사람이 흡연을 하면 간동맥혈전과 같은 혈관 합병증의 발병 위험이 증가한다. 담배는 피부에도 악영향을 끼친다. 담배를 피울 때 발생하는 열이 피부에 영향을 주어 피부의 노화를 촉진하고 피부의 탄력을 저하시킨다. 또한 혈관 수축으로 인해 피부에 혈액 공급이 줄어들어 피부 속 콜라겐이 손상된다. 이 밖에도 흡연자는 비흡연자에 비해 편평세포암종이라는 피부암이 발병할 가능성이 2배 이상 높다.

영국 옥스퍼드대학교 엘리자베스 박사 연구팀은 흡연의 영향을 조사하기 위해 40~69세 성인 약 47만 2천 명을 7년간 추적 관찰했다. 연구팀은 대상자들의 혈관질환 경력, 당뇨병 유무, 혈압 수치, 흡연 상태, BMI 등을 조사하고 흡연이 어떤 영향을 미치는지 분석했다. 흡연을 하는 사람들은 심근경색 발병률이 여성 3.4배, 남성 2.2배 높았고 고혈압 발병률이 여성 2.5배, 남성 1.7배 높았고 당뇨병 발병률이 여성 1.9배, 남성 1.3배 높았다.

담배 연기 속에 포함되어 있는 유해 성분들은 혈관을 수축시켜 눈에서 뇌로 가는 혈액의 공급을 방해한다. 이로 인해 시

신경 손상을 유발해 눈 건강에 악영향을 끼치며 백내장과 녹내장, 황반변성을 유발할 수 있다. 하루 15개비 이상의 담배를 피우는 사람은 비흡연자에 비해 백내장의 발병 가능성이 40% 이상 높다는 연구 결과가 있다. 흡연을 하면 소화기계의 모든 부분에 영향을 미쳐 속을 쓰리게 하거나 궤양을 일으키기도 한다. 또한 흡연에 의해 식도 괄약근의 작용이 악화되어 위액이 식도 내로 역류되는 속쓰림 증상도 나타날 수 있다.

흡연자들의 공통된 특징 중 하나가 바로 누렇게 변색된 치아다. 담배 속 타르 성분은 치아나 잇몸을 검은색 또는 갈색으로 변색시킨다. 이 밖에도 흡연은 잇몸 내 혈액 공급을 줄여 면역력을 저하시키고 잇몸병을 유발한다. 후두는 담배 연기에 포함되어 있는 발암물질에 직접적으로 노출되는 기관이기 때문에 후두암 환자는 흡연의 경험이 있거나 흡연에 노출된 경험이 있는 경우가 대부분이다.

뇌 건강과 치매가 걱정된다면 당장 담배부터 끊어야 한다. 서울대학교병원 가정의학과 박상민 교수 연구팀이 60세 이상 남성 4만 6,140명을 대상으로 흡연이 치매 발병에 미치는 영향을 분석한 결과, 비흡연자들은 흡연자들보다 치매 발병률이 29% 낮았다. 4년 이상 금연을 한 사람들은 치매 발병률이 비흡연자들 수준으로 낮아졌다. 다른 연구 결과에 의하면 오랫동안 흡연을 할 경우 뇌의 신경학적 퇴행이 빨라졌다. 연구팀은 흡연을 하면 대뇌피질의 두께가 줄어드는 것을 확인했고, 흡연 여부를 치매 발병의 주된 요소로 판단했다.

흡연을 하면 담배 속의 수많은 독성물질이 몸 안에 축적되어 폐 기능이 저하되고 폐암이 발병할 수도 있다. 담배의 니코틴이나 일산화탄소 등은 혈관을 수축시키는데 이로 인해 고혈압, 뇌졸중, 심혈관질환의 발병 위험이 커진다.

국민건강보험공단은 연세대학교와 공동으로 남성 84만 6,909명, 여성 48만 2,618명 등 132만 9,525명을 대상으로 19년 동안 흡연의 영향에 대한 연구를 하였다. 그 결과 남성 흡연자들은 비흡연자들에 비해 암 발병률이 후두암 6.5배, 폐암 4.6배, 식도암 3.6배 더 높았다. 후두암의 79.0%, 폐암의 71.7%, 식도암의 63.9%, 허혈성심질환의 45.0%, 방광암의 38.6%, 뇌졸중의 35.3%, 췌장암의 32.3%, 당뇨병의 25.4% 등이 흡연으로 인해 발생한 것으로 분석됐다. 여성 흡연자들은 비흡연자들에 비해 후두암 5.5배, 췌장암 3.6배, 결장암 2.9배 등으로 암 발병률이 높았다.

결심하기

링컨은 "인간은 자신이 결심한 만큼 행복해진다."고 하였다. 자신이 꼭 해야 하는 것들을 하나씩 결심하자. 필자는 산책을 하면서 결심을 하나씩 한다. 금연은 작심삼일이라고 한다. 하지만 매일 금연이나 금주를 결심한다면? 누구나 금연이나 금주에 성공할 수 있다. 누구나 자신이 결심한 한 가지를 하루 정도는 지킬 수 있다. 결심은 무엇이든 상관없고 자신에게 이롭다. 왜냐면 그것이 자신에게 가장 필요한 것이기 때문이다. 하루에 몇 개씩 결심해도 상관없다. 결심이 많으면 많을수록 그 사람은 훨씬 더 대단한 사람이 된다. 이 습관이 한 달이 되고 1년이 되면 결실은 엄청나게 많아질 것이고, 이 전과는 완전히 다른 사람이 되어 있을 것이다.

복식호흡과 명상

자연에 사는 동물들의 호흡을 관찰하면 흥미로운 현상을 발견한다. 사자, 호랑이, 표범 같은 맹수들은 아랫배로 천천히 호흡하는 반면, 먹잇감으로 쫓기는 동물인 영양, 사슴, 토끼, 쥐 등은 모두 얕고 빠른 흉식호흡을 한다. 이런 동물들은 언제 어디서 맹수가 나타나 덮칠지 모르기 때문에 계속 불안하고 경계심이 높아 얕은 호흡, 즉 불규칙적이고 빠른 흉식호흡을 하는 것이다.

복식호흡을 하면 폐활량이 늘어나고 호흡이 더 편해진다. 그리고 복부근육이 발달하기 때문에 내장지방을 연소하게 되어 체지방을 감소시키는 효과가 있다. 또 두뇌로 가는 산소 공급량도 늘어나고 온몸의 혈액순환도 개선되어 피로가 빨리 해소된다. 사람이 스트레스를 받으면 교감신경이 활성화되며 자율신경의 균형이 깨진다. 그러면 체온이 떨어지고 컨디션이 나빠지며 호흡이 얕아진다. 복식호흡을 하면 부교감신경이 활성화되면서 스트레스가 감소하고 마음이 편안해지며 정신이 안정된다.

복식호흡을 하면 세로토닌 분비가 촉진되어 기분도 좋아지고 집중력도 높아진다. 그리고 내장기관의 움직임을 활발하게 해주어 체온이 상승한다. 복부의 체온이 상승하면 면역력도 같이 올라간다. 림프의 흐름도 좋아져 신진대사를 원활하게 한다. 또 복식호흡을 할 때 내장기관이 좋은 자극을 받아 장의 기능이 활성화된다. 그럼 소화도 잘되고 컨디션이 향상된다. 복식호흡을 처음 하게 되면 배가 더 나와 보이는 단점이 있다. 하지만 복식호흡을 생활화하고 좋은 음식들을 먹다 보면 배는 몇 달 내로 확 줄어든다.

복식호흡을 하려면 어떻게든 배를 최대한 끄집어내야 한다. 그리고 배로 숨을 쉬는 연습을 해야 한다. 배로 숨을 쉴 때 횡격막도 사용해야 한다. 횡격막은 배와 가슴 사이에 있는 막이고, 그곳으로 숨을 쉬어야 한다. 배로 숨을 들이마시고 내뱉는 연습을 하다 보면 어느새 복식호흡이 익숙해진다. 필자는 복식호흡으로만 호흡을 하고 있다.

스티브 잡스는 태어나자마자 입양기관에 보내졌고 3주 뒤 지금의 양부모를 만났다. 성품이 좋은 양부모 밑에서 잘 자랐

❹ 복식호흡과 명상

으나 자신이 친부모에게 버려졌다는 사실은 평생 그를 괴롭혔다. 정체성 혼란에 사로잡힌 그는 고등학교 시절부터 LSD 등 각종 마약을 즐기고 히피들과 어울렸다. 그러다가 우연히 접한 명상이 마약보다 더한 각성과 기쁨을 가져다준다는 사실을 알고 명상 마니아가 됐다.

그는 평생 호흡명상을 통해 자신의 혼란한 마음을 다스렸고 '나는 누구인가' 등 근본적 의문에 대한 해답을 추구했으며, 한걸음 더 나아가 '세상을 바꾸고 싶다.'라는 열망을 숙성시켰다. 그의 명상 수행의 진가는 자신이 세운 애플에서 쫓겨났을 때였다. 그는 아무도 찾아오지 않는 자신의 집에서 찻잔 한 개와 스탠드, 그리고 스테레오만이 덩그러니 놓여있는 자신의 텅 빈 방에 앉아 매일 정좌명상을 했다. 숨 하나하나를 통해 분노와 절망의 에너지를 방출하고, 기쁨과 희망의 에너지를 충전했다. 그 호흡명상으로 미래에 대한 사업 구상과 이에 필요한 직관력, 창의력을 개발했다.

스티브 잡스가 한 호흡명상은 정좌를 하고 명상을 하면서 숨을 깊이 쉬고 내뱉는 방식이다. 필자는 개인적으로 산책하며 명상하는 것을 훨씬 더 좋아한다. 이것은 사람마다 다르다. 누구는 움직이면서 명상하는 것을 좋아하고, 어떤 이는 가만히 앉아서 명상하는 것을 더 좋아할 수 있다. 미국에서 포드 회장, 오프라 윈프리, 마이클 조던, 코비 등 수많은 스타들과 CEO들이 명상을 한다. 애플, 야후, 맥킨지, IBM, 시스코, 제너럴밀스, 메드트로닉스 등 수많은 거대 기업들은 직원들에게 명상을 적극 권장하고 회사에 명상실을 만든 곳들도 있다. 굳이 명상원에 가서 명상을 할 필요는 전혀 없다. 집에서 명상을 하거나 산책하면서 명상하는 것으로도 충분하다. 명상의 종류는 100가지가 넘는데, 필자는 산책하며 명상하는 것을 가장 추천한다. 명상은 별다른 게 아니다. 걸으면서나 자신을 되돌아보고 앞으로의 계획이나 목표를 세운다면 그것이 명상이다.

❹ 복식호흡과 명상

항생제 오남용은 금물

미국에서 매년 약 2만 9,000명의 환자가 항생제 치료 후 클로스트리듐 디피실 감염증으로 사망한다. 이는 항생제 복용 이후 면역력이 크게 약화되기 때문이다. 항생제를 복용하면 설사와 장염을 일으키는 살모넬라균과 콜레라균 등에도 취약해진다. 연세대학교 의대 윤상선 교수 연구팀은 항생제가 어떻게 우리 몸의 면역체계를 약화시키는지 밝혀내기 위해 암피실린, 반코마이신, 스트렙토마이신 등 오늘날 흔히 사용하는 항생제를 실험용 쥐에게 복용시킨 뒤 장내미생물의 변화를 관찰했다. 그 결과 항생제를 사용했을 때 항생제의 독성으로 대부분의 장내미생물이 죽는 반면, 카탈라아제 유전자가 있는 대장균은 반대로 그 수가 폭발적으로 늘어났다. 수가 늘어난 대장균은 카탈라아제 유전자를 이용해 카탈라아제 효소를 만들었고, 이 효소는 면역세포의 활동을 크게 막았다. 그러자 실험용 쥐는 콜레라에 더 잘 감염됐다. 연구팀은 "항생제가 장내 환경을 변화시키고, 그 결과 감염성 세균이 더 잘 증식할 수 있도록 유도한다는 사실을 확인했다."
라고 하였다.

06

스포츠 응원

좋아하는 스포츠팀을 가지거나 스포츠 선수의 팬이 되는 것은 우울증이나 불면증이 있는 사람에게 매우 큰 도움이 된다. 왜냐면 좋아하는 팀이나 선수의 경기를 보며 몰입할 때 뇌에서 세로토닌이 분비되기 때문이다. 그리고 좋아하는 스포츠팀이 승리할 때 쾌감 호르몬인 엔도르핀, 도파민이 많이 분비된다. 또 스포츠팀이나 선수를 응원하면서 소속감을 가지는데, 이 소속감이 우울증 치료에 굉장히 효과적이다. '스코틀랜드 의학저널'에 의하면 축구 응원의 긍정적 효과로 1998년 프랑스 월드컵이 끝난 후 2개월 동안 정신과 병동의 응급 입원 비율이 14%까지 떨어졌다.

미국 미시간대학교 간호학과의 레그 윌리엄스 교수가 18~75세의 우울증 환자와 정상인 400명을 대상으로 연구한 결과, 우울증을 치료하려면 친구들과 가족의 보살핌보다 환자 자신의 '심리적인 소속감'이 더 중요했다. 윌리엄스 교수는 "우울증 환자에게 외로움이나 개인적인 갈등을 풀어주기 위한 사회적인 보살핌보다 환자 자신이 가까운 관계를 만들고 그에 적응하려는 심리적 소속감이 우울 증세를 줄이는 데 크게 도움이 된다."고 설명했다. 윌리엄스 교수는 "우울증 환자들은 대개 친구들과 가족들에 둘러싸여 있을 때 행복한 듯한 태도를 보이지만 사실은 우울증을 마음속에 감추고 있다."고 지적하며 "우울증 환자들은 대부분 아무도 자기에게 관심을 가져주지 않는다고 생각하고 있으며 우울증을 주위 사람들에게 감추려 한다. 따라서 치료사는 우울증 환자에 대한 치료 계획을 세우기 전에 환자의 소속감을 탐지하려고 노력해야 한다."고 하였다.

07

좋은 자세

바닷가재는 최소 3억 년 동안 계급사회를 이루고 있다. 바닷가재는 단순하게 뉴런(신경세포들)으로 이루어져 있어서, 그것을 연구함으로써 더 복잡한 신경회로를 가지고 있는 사람의 뇌 기능과 행동들을 이해하는 데 도움이 된다. 높은 계급의 바닷가재는 자세를 곧게 펴고 있고, 낮은 계급의 바닷가재는 자세를 웅크리고 있다. 자세를 곧게 편 바닷가재는 세로토닌이 많이 나오고, 자세를 웅크린 바닷가재는 세로토닌이 적게 나온다. 사람도 실패를 경험했을 때나 우울할 때 자세를 웅크린다. 반면 행복하거나 성공을 거두었을 때는 자세를 곧게 편다. 이는 세로토닌의 영향이 있는 것이다. 자세를 곧게 펴는 것만으로도 세로토닌이 더 나오고 자신감이 상승한다. 일본 매거진 '비보테'는 자세를 바로잡으면 좋은 이유를 다음과 같이 설명했다.

01 자세가 좋으면 자신감에 가득 찬 적극적인 사람처럼 보인다. 주위 사람들의 인상을 바꾸는 것은 물론이고, 자세가 좋으면 어려 보이는 효과도 있다.

02 등을 펴고 자세를 바로 하면 허릿살이 빠지고 근육이 단련된다. 그리고 올바른 자세는 혈액순환을 개선하고 기초대사량을 올려 마른 몸을 만든다.

03 자세가 나쁘면 어깨와 허리에 무리가 가서 쉽게 피로해진다. 어깨 결림이나 요통으로 고민하는 사람은 먼저 자신의 자세를 바로 잡아야 한다.

04 올바른 자세는 뇌의 세로토닌 생성을 촉진해 안정된 생각을 유지할 수 있다.

몸에 힘 빼기

몸에 힘을 주고 경직된 상태로 있으면 불안감이 증가하고 스트레스도 많이 받아 건강에 좋지 않다. 몸에 힘을 빼면 편안해지고 스트레스도 덜 받는다. 몸에 힘을 빼면 혈액순환이 원활해져 피로도 풀린다. 편안해지고 혈액순환이 잘 되면 뇌가 활발해져 세로토닌이 더 나온다. 혈액순환이 잘 되면 혈압이 개선되고 병을 치료하는 데 큰 도움이 된다. 그러니까 항상 몸에 힘을 뺀 상태로 있어야 한다.

고양이들은 몸에 힘을 완전히 푼 상태로 잔다. 고양이들은 본능적으로 피로를 푸는 법을 아는 것이다. 우리는 습관처럼 몸에 힘이 들어가 있는 경우가 많다. 몸에 힘을 빼는 습관을 들이려고 노력하는 것이 건강에 좋다.

음악 듣기

좋은 음악을 들을 때 기분이 나아지는 이유는 기분을 좋게 만드는 호르몬인 도파민과 세로토닌이 뇌에서 분비되기 때문이다. 독일 문학가 빌헬름 바켄로더는 "나는 세상의 모든 전쟁으로부터 눈을 감고 조용히 음악의 나라로, 그 믿음의 나라로 들어가리. 그곳에는 우리의 모든 절망과 고통들이 소리의 바다로 사라지리라."고 하였다. 음악을 자주 듣는 것은 건강과 병 치료에 도움이 된다.

핀란드 이위베스퀼레대학교 연구팀은 우울증 진단을 받은 18~50세 연령의 79명 중 33명에게 일반적인 우울증 치료와 음악 치료를 60분간 받게 하고, 나머지 46명에게 단지 일반적인 치료만 받게 했다. 그 결과 음악 치료와 일반적인 우울증 치료를 병행하여 받은 사람들이 단지 일반적인 치료만 받은 사람들에 비해 3개월 후 우울증, 불안 증상, 일반적인 기능이 더 크게 개선되었다.

벨파스트 퀸스대학교 연구팀은 3년 동안 우울증이 있는 아동청소년 251명에게 일반 치료를 받게 하고, 그중 123명에게 음악 치료 프로그램을 추가로 받도록 했다. 그 결과 음악 치료를 추가로 받은 그룹은 일반 치료만 받은 그룹보다 의사소통과 대화 능력에서 큰 개선을 보였고 우울증 증상이 현저하게 감소됐으며 자존감도 크게 향상되었다.

미국 시애틀대학교 연구팀은 소리가 혈압을 조절하는 데 얼마나 도움이 되는지 알아보기 위해 실험을 진행하였다. 연구팀은 41명의 고혈압 노인들을 두 그룹으로 나누고 한 그룹에게 파도소리를 배경으로 잔잔한 음향을, 다른 그룹에게 모차르트의 소나타를 각각 한 번에 12분씩 일주일에 세 번, 총 4개월간 들려주며 매회 혈압을 측정했다. 4개월 후 파도소리를 배경으로 한 음향을 들은 그룹은 수축기 혈압이 141mmHg에서 132mmHg으로, 모차르트의 소나타를 들은 그룹은 141mmHg에서 134mmHg으로 낮아졌다. 연구팀이 실험이 끝난 3개월 후 참가자들을 추적한 결과, 52%의 참가자들만 지속적으로 음악을 들으며 여전히 혈압을 낮게 관리하고 있었고 음악 듣기를 중단한 48%의 참가자들은 혈압이 실험 전과 같은 상태로 돌아갔다. 연구팀은 "혈압이 5mmHg 낮아질 경우 관상동맥질환으로 사망할 위험은 9%, 뇌졸중으로 사망할 위험은 14%나 낮아진다. 단지 음악을 듣는 것만으로도 이 정도 위험을 낮출 수 있기 때문에 좋은 음악을 지속적으로 듣는 음악요법은 고혈압 관리에 매우 좋은 방법이다."라고 강조했다.

어두운 곳에서 잠들기

미국 콜로라도대학교 볼디캠퍼스 연구팀의 연구 결과, 미취학 아동들이 취침 전 1시간 동안 밝은 빛에 노출되면 수면 호르몬인 멜라토닌의 생산이 대부분 중단되고, 소등 후 적어도 50분 동안은 그 상태가 유지됐다. 과거 연구에서 현재 연구의 10배인 1만 럭스의 빛을 성인들에게 1시간 동안 노출시켰을 때 멜라토닌 수치는 39% 낮아졌다.

자기 전 방을 최대한 어둡게 하고 자야 한다. 멜라토닌은 어두울수록 더 많이 분비되기 때문이다. 그리고 잠들기 1~2시간 전부터는 휴대폰을 보지 않아야 한다. 휴대폰의 액정에서 '블루라이트'라는 빛이 많이 나오기 때문이다. 잠들기 전 스마트폰의 LED 빛에 반응한 뇌는 한밤중을 아침이라고 착각한다. 그 결과 멜라토닌 분비가 억제되고 수면에 매우 안 좋은 영향을 미친다.

건강
TIP

건강 상식

01 꿀과 양파를 같이 먹으면 시력이 안 좋아진다.

02 감자의 껍질에는 해로운 알칼로이드 배당체가 있다. 감자를 껍질째 요리하면 알칼로이드 배당체가 감자 안으로 스며들어 껍질을 벗기고 먹어도 해롭다. 그래서 감자는 껍질을 벗기고 요리를 하는 편이 좋다.

03 후추는 마지막에 뿌려 먹는 것이 좋다. 후추를 가열하면 발암물질인 아크릴아마이드가 10배 증가한다. 아크릴아마이드는 뇌의 뉴런을 공격하기 때문에 안 좋다.

04 식후에 커피, 녹차, 홍차를 바로 마시면 철분과 칼슘 흡수를 방해한다.

05 커피를 마시며 담배를 피면 췌장암을 유발한다.

06 마요네즈를 냉장고에 넣으면 기름과 내용물이 분리되기 쉽다. 그래서 마요네즈는 서늘한 곳에 실온으로 보관하는 편이 좋다.

07 돼지와 콩류를 같이 먹으면 복통이 생길 위험이 있다.

08 감자, 고구마 등 뿌리채소의 섬유질은 발암물질을 흡착하여 배변 시킨다.

09 인삼은 꿀에 재어 놓으면 독소가 발생하므로 좋지 않다.

10 올리고당이 많은 콩은 요구르트 못지않게 장내 유익균 증식에 효과가 있다.

11 일반 우유가 저지방 우유보다 건강에 더 좋다.

12 우유의 유당을 분해하기 힘든 사람들은 우유와 다른 음식을 함께 먹으면 유당을 분해하기 더 쉽다.

13 당근을 잘게 자르거나 으깨면 유익한 성분인 카로틴이 급속히 산화된다. 그래서 당근은 크게 써는 것이 좋다.

14 토마토와 설탕을 함께 먹으면 설탕이 토마토의 비타민 흡수를 방해한다.

15 육류는 냉장실, 생선과 조개류는 물에 담가 해동을 시킨다.

16 술은 고환의 기능 저하를 초래하여 남성호르몬 수치를 떨어뜨린다.

17 초콜렛과 우유를 함께 먹으면 피부건조증, 칼슘 부족, 설사 등의 부작용이 있다.

18 고사리는 브라켄톡신이라는 독성물질 때문에 반드시 삶아 먹어야 한다.

19 버섯류는 몸의 산화를 막는 산화방지제가 많이 함유되어 있다. 표고버섯은 콜레스테롤을 낮추는 효과가 있어 성인병 예방에 좋다.

20 감자와 버터는 궁합이 좋다. 감자는 비타민C가 풍부하고, 버터는 비타민C의 흡수를 돕는 비타민A가 풍부하기 때문에 함께 섭취하면 좋다. 그리고 감자의 칼륨은 버터에 함유된 염분이 지나치게 흡수되는 것을 막아준다.

21 갈치는 부스럼이나 습진 등 피부염이 있을 때 먹지 않는 것이 좋다.

22 당근, 풋고추, 옥수수, 쌀겨, 미꾸라지는 유방암을 예방한다.

23 감과 게를 같이 먹으면 소화불량 또는 식중독이 생길 수 있다.

24 무와 귤을 같이 먹으면 갑상선종을 유발한다.

25 열대과일(바나나, 파인애플, 망고, 멜론 등)은 실온에 보관한다.

바나나의 효능

바나나는 푹 익어야 효능이 높다. 반점이 많아질 때까지 두 었다가 바나나를 먹는 것이 가장 좋다.

01 푹 익어서 반점이 많은 바나나의 풍부한 섬유질은 변비약 없이 변비를 해결해준다. 덜 익은 바나나는 오히려 변비를 일으킨다. 그 이유는 덜 익은 바나나의 떫은맛을 내는 탄닌 성분 때문이다. 탄닌은 수분 흡수력이 강해 대변의 수분을 빨아들여 변을 딱딱하게 하므로 변비를 유발한다. 하지만 바나나가 푹 익으면 탄닌이 사라져서 변비를 해결해주는 식품으로 변한다.

02 바나나는 세로토닌의 주원료인 트립토판이 풍부하게 함유되어 있다. 세로토닌은 정신을 안정시키고 숙면을 취할 수 있도록 돕는다.

03 바나나는 자당, 과당, 포도당 등 세 가지 형태의 자연 당분을 함유하고 있다. 그래서 바나나는 바로 사용할 수 있는 상당량의 에너지를 제공한다. 두 개의 바나나가 격렬한 90분 운동을 위한 충

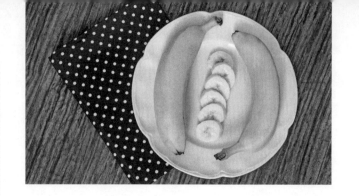

분한 에너지를 제공한다는 연구 결과가 있다.

04 바나나에 풍부하게 함유된 칼륨이 나트륨을 배출시키고 혈관을 확장시켜 혈압을 안정화시킨다. '뉴잉글랜드 의학저널'에 발표된 연구 결과에 의하면 바나나를 자주 먹는 사람들은 바나나를 먹지 않는 사람들에 비해 뇌졸중 발병률이 40% 정도 낮았다.

05 바나나는 몸의 열을 낮추는 효능이 있다. 태국에서 임산부는 열이 날 때 바나나를 먹어 열을 식힌다.

06 바나나에 함유된 비타민B6 · B12와 칼륨, 마그네슘은 니코틴 금단 현상을 극복하는데 매우 큰 도움이 된다.

07 바나나에 풍부한 칼륨은 심장박동을 정상화하고 뇌에 산소를 공급하며 신체의 수분밸런스를 조절하는 중요한 미네랄이다. 바나나는 스트레스를 받으면 무너지기 쉬운 대사밸런스가 정상적으로 작동하도록 돕는다.

08 바나나에 함유된 항산화물질인 베타카로틴과 폴리페놀은 활성산

소를 제거하고 노화를 방지한다.

09 바나나는 질감이 부드럽고 쉽게 소화할 수 있는 음식이다. 또한 산성을 중화하고 위장의 내벽을 코팅해서 위의 자극을 줄이고 속을 편하게 한다.

10 바나나에 함유된 철은 헤모글로빈의 구성 성분이다. 이 성분의 결핍은 빈혈을 유발하는데, 바나나는 헤모글로빈의 생산을 도와 빈혈을 완화한다.

11 바나나에 풍부하게 함유된 펙틴은 체내 염증을 줄이고 독소와 중금속을 배출한다.

파인애플의 효능

01 파인애플에 풍부한 비타민C와 브로멜라인 효소는 염증을 감소시
키고 주요 기관을 상하게 하는 독소를 분해한다.

02 파인애플의 브로멜라인 효소는 항기생충효과가 있다. 파인애플로
내장에 기생해 있는 해충에 대항하면 3일 내로 박멸할 수 있다.

03 파인애플은 브로멜라인과 요오드를 함유하고 있는데, 이를 정기
적으로 복용할 경우 갑상선 내의 염증을 치료하는 효과가 있어
갑상선이 제기능을 할 수 있도록 도와준다.

04 파인애플에 풍부하게 함유된 칼륨은 체내의 전해질을 안정시킨
다. 칼륨을 정기적으로 섭취하면 근육경련이 덜하고, 이에 따라
격렬한 운동에 의한 부상 위험도도 감소한다.

05 파인애플에 들어있는 항산화제와 효소들은 최상의 자연 항독소
이다. 꾸준히 파인애플을 먹으면 몸이 중금속으로부터 자유로워
질 수 있다.

06 파인애플은 지방과 콜레스테롤이 전혀 없으며 포만감은 크고 칼

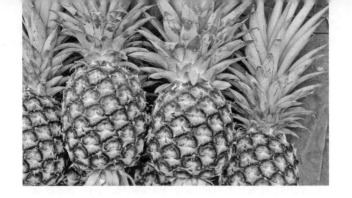

로리는 28kcal로 매우 낮다. 파인애플에 있는 티아민은 탄수화물을 빠르게 에너지로 전환시키고 신진대사를 촉진시킨다. 그래서 다이어트에 매우 좋은 식품이다.

07 파인애플의 브로멜라인은 소화를 촉진시켜 소화기관의 이상으로부터 보호하는 역할을 한다. 파인애플은 불용성 식이섬유와 수용성 식이섬유를 모두 풍부하게 함유하고 있어 변비, 설사, 과민대장증후군 등을 예방 및 개선한다.

08 파인애플을 주기적으로 먹으면 더 하얗고 건강한 치아에 도움이 된다. 그리고 충치 예방에도 좋다.

09 파인애플은 비타민A와 베타카로틴이 풍부하게 함유되어 있는데, 이 성분들은 시력 강화를 돕는다. 꾸준히 파인애플을 섭취하면 안구의 노화에 따른 각종 문제를 예방한다.

10 망간은 뼈를 강하게 하고 성장을 돕는다. 파인애플 1개는 망간 1일 섭취 권장량의 75%가 함유되어 있어 성장기 아이들이나 골

밀도가 약해지는 중장년층에게 도움이 된다.

11 파인애플에 풍부한 칼륨은 혈관을 확장시켜 혈액순환을 촉진시
키고 혈압을 개선한다. 브로멜라인 효소는 혈전을 분해해 심근경
색, 뇌졸중 등 혈관질환을 예방한다.

12 파인애플에 풍부한 비타민C와 베타카로틴은 체내에 유해한 활성
산소를 제거하여 면역력을 증진시키고 심장질환, 혈관질환을 개
선한다.

04

수박의 효능

01 수박의 열량은 100g당 31kcal 정도밖에 되지 않아서 다이어트 식품으로도 좋다. 수분이 많아서 적은 양으로도 쉽게 포만감을 느낄 수 있고 칼륨, 비타민A · B · C 등 영양소도 풍부하게 들어 있다. 특히 비타민B의 콜린 성분은 세포조직의 유지, 지방분해, 불면증에 도움이 된다. 콜린이 체내에 충분하면 뇌 기능이 원활해지면서 밤이 되면 숙면할 수 있도록 돕는다.

02 수박은 베타카로틴과 라이코펜이 풍부하게 함유되어 있고, 두 가지 물질 모두 대표적인 항산화물질이다. 라이코펜은 베타카로틴보다 항산화효과가 2배 정도 더 뛰어나다. 라이코펜과 베타카로틴은 노화를 일으키는 주요 원인 중 하나인 활성산소를 효과적으로 제거함으로써 노화의 예방뿐만 아니라 다양한 질병으로부터 우리 몸을 건강하게 지킨다.

03 수박에 있는 라이코펜은 암세포 성장을 촉진시키는 주요 조절인자를 강력하게 억제하여 암을 예방한다. 라이코펜은 토마토나 수박같이 붉은빛을 띠는 과일이나 채소에 많이 포함되어 있는데,

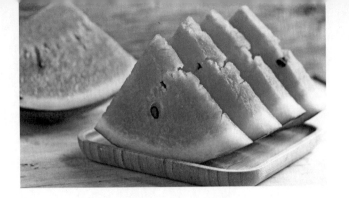

미국 농무부에 따르면 수박은 토마토보다 1.5배 많은 라이코펜이 함유되어 있다.

04 라이코펜은 심장질환을 예방한다. 그리고 수박에 풍부하게 함유된 시트룰린은 혈액순환을 원활하게 하고 동맥의 기능을 향상해 혈압을 개선하며 뇌졸중이나 심장마비 같은 심혈관질환을 예방한다.

05 수분이 많은 과일인 만큼 이뇨작용을 촉진하는 데 뛰어나다. 시트룰린은 독성 화합물 배출에 도움을 준다. 이로 인해 다양한 원인에 의해 나타나는 각종 부종을 가라앉히면서 안정시키는 효과가 있다.

06 외부의 바이러스나 세균으로부터 우리 몸을 지키기 위해서 면역력을 높여주는 비타민C가 풍부한 수박 같은 과일을 먹는 것이 좋다. 면역력이 약해지면 감기나 각종 질병에 쉽게 노출된다. 수박은 면역체계를 강화시키는 비타민C는 물론 항산화작용이 뛰어난 라이코펜이 함유되어 있어 자주 섭취하면 면역력 강화에 많은 도

움이 된다.

07 운동 시작 한 시간 전에 수박 주스를 마시면 격렬한 운동 뒤에 나타나는 근육통이 완화된다는 연구 결과가 있다. 이는 수박에 다량 함유된 칼륨이 근육을 이완시키고, 시트룰린 성분이 혈관을 이완시키기 때문이다. 그래서 장시간 같은 자세로 일하면서 생기는 통증 완화에도 도움이 된다.

08 신장은 심장 다음으로 혈액이 많이 모이는 곳으로 하루에 약 18L에 해당하는 혈액을 걸러준다. 신장은 우리 몸속의 노폐물을 깨끗하게 걸러주는 여과 장치라고 할 수 있고 체내수분량, 전해질 농도, 혈압을 조절하는 등 다양한 기능을 담당하고 있는 매우 중요한 기관이다. 수박에 포함된 시트룰린 성분이 이뇨작용을 통해 신장을 건강하게 한다.

09 수박의 과육과 껍질에 함유된 비타민B, 과당, 포도당은 피부미용에 좋다. 수박 껍질을 얇게 썰어 천연 팩으로 활용하면 수분 충전을 해주면서 달아오른 피부를 진정시키는 역할을 한다. 수박 내 함유된 베타카로틴은 피부세포 손상을 방지하는 역할도 하므로 나이가 들수록 줄어드는 피부 속 탄력섬유, 콜라겐의 손상을 방지한다.

10 수박에 풍부하게 함유된 라이코펜, 베타카로틴, 비타민C, 시트룰린은 체내 염증을 많이 제거한다.

05

귤의 효능

01 귤은 하루에 3~4개만 먹어도 비타민C 1일 섭취 권장량을 채울
수 있을 정도로 비타민C가 풍부하다. 비타민C는 체내에 나쁜 활
성산소를 없애고 바이러스와 세균에 저항할 수 있는 면역력을 강
화시킨다. 그래서 평소 감기나 잔병치례가 많은 사람은 귤을 꾸
준하게 섭취하는 것이 좋다. 비타민C는 콜라겐 합성 등에 관여하
여 피부의 노화도 예방한다.

02 귤 속에 함유되어 있는 구연산은 피로물질 L-젖산을 억제한다.
귤은 피로회복에 좋은 비타민C도 풍부하게 함유하고 있다.

03 귤은 항산화, 항암, 항염에 큰 효과가 있는 비타민P인 플라보노
이드가 오렌지보다 2배 이상 많다. 비타민P는 비타민C를 안정화
시키고 모세혈관 강화, 중성지방 분해, 혈액순환 개선의 효능을
가지고 있다.

04 귤에 많이 들어있는 비타민C와 베타클립토키산은 항암효과가 크
다. 그리고 귤 속에 들어있는 구마린 성분은 종양의 성장을 억제
시켜 암 예방에 도움을 준다.

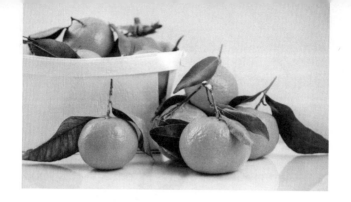

05 귤은 베타클립토키산과 비타민, 미네랄 성분이 다량 들어있다. 그래서 뼈의 밀도를 강화시켜 골다공증 같은 질환을 예방한다. 귤은 활성산소를 제거하는 강력한 항산화효과도 가지고 있다.

06 귤은 비타민C가 풍부해서 꾸준히 섭취하면 감기를 예방한다. 비타민C는 기관지를 튼튼하게 해주기 때문에 감기를 예방하고, 감기에 걸렸을 때도 큰 효과가 있다.

07 귤에 풍부한 비타민C는 노폐물을 없애주고 활성산소를 제거하기 때문에 피부의 노화 방지에 효과가 있다. 그리고 비타민C는 잡티나 기미를 없애주고 피부톤을 밝게 해주는 역할도 하기 때문에 피부미백에 도움이 된다.

08 귤에 풍부하게 함유된 비타민C, 플로보노이드, 베타클립토키산은 체내 염증을 많이 줄여준다.

딸기의 효능

01 미국 하버드대학교 보건대학원 에릭림 박사 연구팀이 25~42세의 여성 약 9만 3,600명을 대상으로 베리류와 심장질환의 상관관계를 조사한 결과, 딸기나 블루베리를 일주일에 3회 이상 섭취한 여성들은 딸기를 먹지 않는 여성들보다 심장질환 발병률이 32% 낮았다. 이는 딸기에 포함된 안토시아닌 성분 때문이다.

02 딸기에 함유된 안토시아닌은 동맥을 확장시키고 플라크(동맥경화를 일으키는 물질)가 형성 되는 것을 막는다. 그리고 혈액의 산화를 막아서 혈관을 보호한다.

03 딸기는 신경통을 완화하고 류머티즘 관절염 예방과 개선에 효과가 있다. 이는 딸기가 비타민A1 · B2 · B1 · C, 니코틴산, 메칠살리실레이트 등의 비타민과 무기질을 골고루 함유하고 있기 때문이다.

04 위점막이 손상되면 위궤양 등을 유발해 통증을 느낄 수 있다. 딸기의 항산화물질은 위가 산으로 인해 손상될 위험을 크게 줄여준다.

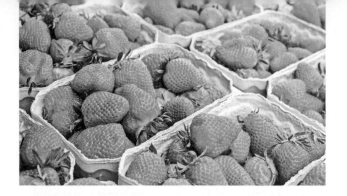

05 영국 이스트앵글리아대학교 연구팀의 연구 결과에 의하면 딸기가 당뇨병 발병 위험을 낮췄다. 이는 딸기에 풍부하게 들어있는 플라보노이드 성분 때문이다.

06 딸기는 100g당 칼로리가 27kcal 밖에 되지 않는다. 단맛이 높지만 당도는 그리 높지 않아 다이어트 하는 사람들에게 좋다.

07 딸기는 폴리페놀 성분이 풍부하다. 이 성분은 피부의 멜라닌 색소를 정상수치로 유지할 수 있도록 돕는다. 그래서 딸기를 꾸준히 먹으면 잡티가 생기는 것을 방지할 수 있다. 또한 비타민C 성분도 많이 들어있어서 피부를 맑고 깨끗하게 만들어주는 데 도움이 된다.

08 딸기에 풍부하게 함유된 안토시아닌은 체내 활성산소를 제거하고 콜라겐 생성을 원활하게 해 노화를 막는다. 아울러 안구 망막 내의 로돕신 합성을 촉진해 눈의 피로를 풀어준다. 우리 몸은 로돕신이 부족하면 시력이 저하되고 각종 안구질환이 생길 수 있다.

❻ 딸기의 효능

09 딸기에 많이 들어있는 펙틴 성분은 식이섬유의 한 종류로 체내에서 바로 소화되지 않고 대장에 머물면서 변을 묽게 만든다. 그래서 딸기를 먹으면 변이 부드러운 상태로 유지되고, 위와 장의 운동이 활발해져 변비 개선에 도움이 된다.

10 딸기의 풍부하게 함유된 비타민C는 항히스타민의 효과가 있어서 바이러스 감염을 막는다. 그래서 딸기를 먹으면 감기를 예방하는 효과를 기대할 수 있다.

11 딸기에 풍부하게 함유된 비타민C는 호르몬을 조절하고 부신피질의 기능을 활발하게 하여 피로회복이나 체력 증진에 효과적이다. 딸기에 함유된 비타민C는 오렌지보다 많다.

12 딸기에 풍부하게 함유된 비타민C, 안토시아닌, 폴리페놀은 체내 염증을 많이 줄여준다.

07

옥수수의 효능

01 옥수수는 비타민B3 · B5, 마그네슘, 칼륨 및 미네랄이 풍부해 면역력 증진에 큰 도움이 된다.

02 옥수수는 아밀라아제 활성을 막아주는 성분이 들어있어 당이 몸속으로 흡수되는 것을 억제하고 혈당 상승을 방지한다. 그래서 비만을 예방하고 당뇨를 개선한다.

03 옥수수에 풍부하게 함유된 베타카로틴과 토코페롤은 항염 · 항암 · 항산화효과가 있어서 체내 염증을 줄여주고, 활성산소로 인하여 세포가 손상되는 것을 막으며 세포가 산화되어 인체에 유해한 세포로 변이되는 것을 방지한다. 그래서 암을 예방한다.

04 옥수수에 함유된 펩타이드는 중성 지질의 흡수를 낮추고 혈관 내콜레스테롤과 중성지방을 줄인다. 그래서 혈관의 막힘을 방지하고 혈액순환을 개선하며 혈관이 막힘으로 올 수 있는 고혈압과 동맥경화, 협심증 등의 심혈관질환에 효과가 있다. 옥수수에 다량 함유되어 있는 리놀레산 성분도 LDL 콜레스테롤 수치를 낮춰 혈액순환을 개선시키며 심장병, 동맥경화 등과 같은 혈관질환 개

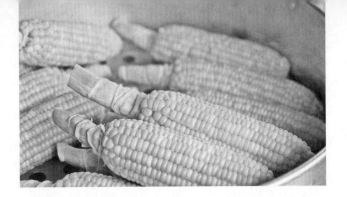

선에 도움이 된다.

05 옥수수에 있는 베타시스테롤은 충치를 예방하고 잇몸질환을 예방 및 개선한다.

06 옥수수에 풍부한 식이섬유는 쉽게 포만감을 느끼게 하고 식욕을 억제하여 다이어트에 좋다. 옥수수 수염차는 이뇨작용이 뛰어나 숙취 해소에 많은 도움이 된다.

07 옥수수 씨눈에 풍부한 토코페롤은 피부의 노화 및 건조를 막고 기미와 주근깨를 제거하는 등 피부를 건강하게 만들어준다.

08 옥수수에 풍부한 식이섬유는 대장의 움직임을 활발하게 도와주어 장내 찌꺼기 배출과 변비 개선에 도움을 준다.

사과의 효능

01 사과는 100g에 약 57kcal로 열량이 낮은 식품이고, 섬유질의 일종인 펙틴 성분이 다량 함유되어 있어 지방 감량에 도움이 되며 변비를 개선한다.

02 사과의 유기산과 비타민C는 철분의 흡수를 증진시켜 빈혈을 개선한다.

03 사과 껍질에 함유된 퀘르세틴은 폐를 튼튼하게 해주고 폐에 산소를 더 많이 공급하며 신체 내부의 니코틴을 해독한다.

04 사과는 대표적인 항산화물질인 폴리페놀이 다량 함유되어 있어 활성산소를 제거하고 피부미백에 효과적이다. 또한 안토시아닌 성분은 피부에 탄력을 주고 노화를 억제한다.

05 사과에 함유된 퀘르세틴, 안토시아닌, 비타민C, 폴리페놀은 체내 염증을 많이 줄여준다.

06 사과는 수용성 식이섬유가 풍부하게 들어있어 LDL 콜레스테롤을 줄여준다. 사과에 풍부한 칼륨은 나트륨을 체외로 배출시킨다.

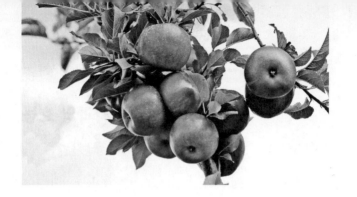

07 사과에 함유된 비타민, 구연산, 과당, 주석산 등은 신체에 누적된
피로를 풀어준다.

09

포도의 효능

01 포도에 함유된 칼륨은 이뇨작용을 원활하게 하여 혈액순환을 좋게 만든다. 펙틴과 타닌은 장운동을 촉진하고 유기산은 피로회복을 돕는다.

02 포도에 풍부하게 함유된 안토시아닌은 노화와 질병의 원인인 활성산소와 체내 염증을 줄여준다.

03 포도의 풍부한 영양분은 바이러스를 억제하고 충치를 예방하는 효과가 있다. 그리고 신경세포를 만드는 신경효소의 활동과 효능을 증진시켜 치매 예방에 좋고 피로회복, 피부미용, 소화불량, 식욕부진 등에 효과적이다.

04 포도는 몸을 가볍게 만들어 노화를 방지하는 효과가 있을 뿐 아니라 나트륨의 흡수를 줄인다. 그리고 포도는 칼슘의 흡수와 이용을 도와주는 비타민C가 풍부해 근육과 골격을 튼튼하게 유지시킨다.

05 포도는 해독작용으로 피를 맑게 해주어 손상된 간세포를 재생시

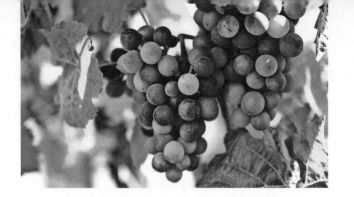

켜 간질환 예방 및 치료 효과가 뛰어나다. 그리고 인체의 각종 독성을 해독시키고 노폐물로 인해 생기는 결석을 인체 밖으로 배출시킨다.

06 영양분이 풍부한 포도는 낮은 칼로리(100g에 54kcal)에 많은 영양소를 갖추고 있다. 포도는 독소를 분해하기 때문에 체질을 개선하기 위한 다이어트 식품으로 많이 이용된다.

10

참외의 효능

01 참외는 포만감을 크게 주기 때문에 과식을 줄일 수 있어 다이어 트에 좋다. 참외는 100g 기준으로 31kcal다. 참외에 풍부하게 함유된 비타민C는 피부세포의 손상이나 피부 노화를 예방한다.

02 참외는 비타민C가 풍부해서 피로회복에 뛰어난 효과가 있다. 또 한 엽산 성분이 풍부해 빈혈 예방에도 효과가 있다.

03 참외는 체내에 있는 독성을 해독하는 효능을 가지고 있어 간 기 능을 도와주고 간을 튼튼하게 만든다. 황달 치료를 위해 참외를 섭취하면 좋다. 참외는 칼륨과 수분의 함량이 높아 갈증을 없애 주고 이뇨작용도 뛰어나 노폐물을 잘 배출한다.

04 참외에 풍부하게 함유된 베타카로틴은 심장질환을 개선하는 효 능이 있다.

05 참외는 항암 성분인 쿠쿠르비타신이 함유되어 있어 암세포가 확 산되는 것을 막아주는 효과가 있다. 또한 참외는 음식물 섭취로 인하여 발생할 수 있는 식중독을 예방하는 효과가 있다.

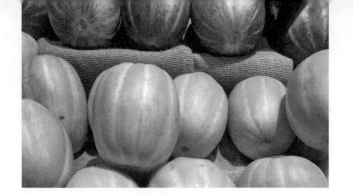

06 참외에 풍부하게 함유된 비타민C와 베타카로틴은 체내 염증과
활성산소를 많이 줄여준다.

11

자두의 효능

01 자두는 펙틴, 식이섬유, 이사틴 성분이 풍부하게 들어있어 장내 환경을 개선하고 원활한 배변활동을 돕는다. 그래서 변비를 예방하고 치료한다.

02 자두 껍질에 들어있는 안토시아닌 성분이 눈 점막을 유해 물질로부터 보호한다. 눈 피로, 시력, 야맹증, 안구건조증에 도움이 된다.

03 비타민A · C, 구연산, 유기산이 풍부한 자두는 피로물질 L-젖산의 과잉 생산을 억제하고 배출하는 데 효과적이라서 피로회복에 도움이 되고 위장운동도 돕는다.

04 자두는 폴리페놀이 풍부하여 활성산소를 제거하고 칼륨도 풍부해서 혈압조절에 도움을 준다. 그리고 혈액순환을 원활하게 하여 협심증, 고혈압, 심근경색, 동맥경화 등 심혈관질환을 예방한다.

05 자두에 풍부하게 함유된 시트로닌은 이뇨작용을 도와주고 체내 소변을 원활히 배출시켜 부종을 완화하며 신장 기능을 강화한다.

06 칼슘이 많아서 뼈를 튼튼하게 하고 뼈가 조성되는 광화작용을 촉

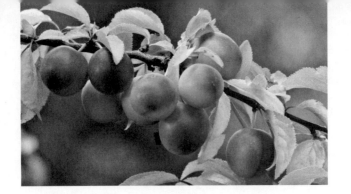

진시켜 골소실을 예방한다. 그리고 보론 성분이 뼈 분해 속도를 늦추어 골절이나 골다공증에도 좋다.

07 자두에 함유된 비타민C, 안토시아닌, 폴리페놀은 체내 염증을 줄여준다.

12

망고의 효능

01 망고는 베타카로틴, 비타민, 폴리페놀 등이 풍부하게 함유되어 있어 체내 유해한 활성산소와 염증을 제거한다. 그리고 면역력을 향상시켜 세포변이를 통한 암세포의 발생이나 성장, 전이 등을 억제시켜 암 예방에 도움이 된다.

02 망고에 많이 함유되어 있는 비타민D와 비타민K는 체내 칼슘 흡수를 도와 성장기 아이들의 골격 형성과 뼈 건강에 도움을 준다. 또한 골절 위험을 낮추어 골다공증을 예방한다.

03 망고는 비타민A가 풍부하게 함유되어 있어 눈의 피로를 풀어주고 시력유지에 도움이 된다. 또한 야맹증이나 각질연화증 등의 눈질환 예방에 효과적이다. 그리고 시력을 보호하는 항산화제 종류인 제아잔틴이 들어 있어 자외선으로 인한 노화, 시력감퇴 등에 좋다.

04 망고는 비타민A, 비타민B, C, E 등이 풍부하게 함유되어 있어 세포손상을 막고 피부재생을 촉진시켜 피부 노화방지에 도움이 된다. 그리고 칼륨, 인, 철 등의 무기염류와 아미노산류가 다량 함

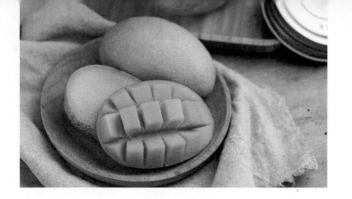

유되어 있어 신진대사를 원활하게 하고 혈행의 흐름을 도와 피부를 건강하고 탄력 있게 만들어 준다.

05 망고는 폴리페놀, 카로틴, 오메가3 및 불포화지방, 펙틴, 철분, 엽산 등이 함유되어 있어 항산화작용을 하고 혈중 콜레스테롤 수치를 낮춰주며 혈액순환을 원활하게 한다. 그래서 신체 모든 부분에 영양분과 산소를 적절하게 공급해 고혈압이나 동맥경화, 심근경색증 등과 같은 혈관질환 예방에 효과적이다. 또한 엽산이 풍부하여 빈혈증상에 도움이 되며 특히 임신기간에 먹으면 좋다.

06 망고는 100g당 64kcal로 열량이 낮고 섬유질이 풍부하여 조금만 섭취해도 포만감을 느껴 다이어트에 효과적이다. 그리고 에스테르, 테르펜, 알데히드 등의 생리활성 요소가 풍부하여 소화기능을 도와주고 변비를 예방한다.

:: **부작용** --

망고는 옻나무과의 식물로 옻나무 알레르기가 있는 사람은 주의가 필요하며, 망고를 먹은 후 입 주위가 부어오르거나 붉은 반점, 간지러운 증상 등이 나타날 수 있다. 그리고 평소 몸이 냉하거나 아랫배가 찬 사람은 많이 먹지 않는 것이 좋다.

13

복숭아의 효능

01 복숭아는 몸 안의 독성물질을 제거하는 효능이 있어서 몸 안의 니코틴 같은 물질을 몸 밖으로 배출하고 해독작용을 한다. 미국 하버드대학교 보건대학원 연구팀이 10년 동안 약 12만 4천 명을 대상으로 한 건강 자료들을 분석한 결과, 복숭아에 풍부한 아스파라긴산은 숙취 해소 및 니코틴 제거에 탁월한 효능이 있었다.

02 복숭아에 풍부한 펙틴, 비타민, 유기산은 혈액순환을 돕고 피로 회복, 면역기능 강화, 피부미용 등에 좋다. 그리고 체질을 개선시켜 초조감, 불면증을 감소시킨다.

03 복숭아의 유기산과 비타민 성분은 피부미백에 큰 효과가 있다.

04 복숭아는 칼로리가 낮고 수분과 식이섬유가 많아 다이어트에 효과적이다.

05 복숭아에 함유된 베타카로틴과 비타민C는 활성산소와 체내 염증을 줄여준다.

06 복숭아의 펙틴 성분은 장을 부드럽게 하여 변비를 없애며 대장암

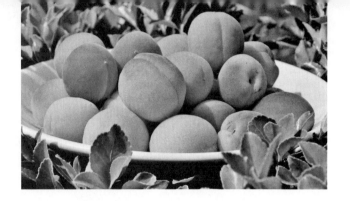

예방에 효과가 있다.

07 복숭아는 필수 아미노산을 함유하고 있고 펙틴과 비타민, 유기산 등이 풍부해 피로회복에 탁월한 효능이 있다.

08 복숭아에 함유된 플라보노이드는 뼈조직을 파괴하는 파골세포의 활동을 억제하고 칼슘이 흡수되는 것을 도와 골다공증을 예방한다.

09 몸속의 피를 맑게 해주는 것은 물론 원활한 혈액순환을 돕는다.

10 무생리, 생리통, 축혈증, 산후 복통 개선에 효과가 있다.

14

눈 보호 및 멜라토닌 증강 방법

컴퓨터를 하다 보면 눈이 아플 때가 있다. 그것은 블루라이트가 원인일 가능성이 크고, 블루라이트는 눈에 해롭기 때문에 차단하는 것이 좋다. 다음은 블루라이트에 대한 설명이다.

블루라이트는 380~500㎜의 짧은 파장을 내는 가시광선의 한 종류로 물체를 선명하게 볼 수 있게 도와주며 사람이 편안한 느낌을 받도록 한다. 하지만 블루라이트는 수면 유도 호르몬인 멜라토닌 분비를 억제한다. 그리고 스마트폰과 같은 인공조명의 블루라이트에 지나치게 많이 노출되면 눈 건강이 나빠질 수 있다. 평소 우리 눈의 각막과 수정체, 산란된 빛을 흡수하는 망막색소상피는 블루라이트를 적절히 조절해 눈을 보호한다. 낮 시간의 자연광이 강하면 눈 속 홍채가 수축하여 망막에 닿는 빛의 양을 줄인다. 그러나 밤에는 홍채가 커져 많은 양의 빛이 망막에 도달한다. 이처럼 무방비 상태에서 장시간 스마트폰 블루라이트에 노출되면 망막과 망막 내 시세포가 손상돼 황반변성으로 이어질 위험이 있다.

　다음은 컴퓨터를 사용할 때 눈을 보호하고 멜라토닌을 증가시키는 방법이다. 포털 사이트에서 블루라이트 차단 프로그램인 F.Lux를 검색해서 무료 다운로드한다. 프로그램을 설치 후 실행하고 원으로 보이는 모든 버튼들을 좌측으로 배치해주면 블루라이트가 차단된다. 그렇게 하면 화면이 편안한 색으로 변하면서 눈 건강에 좋다.

15

휴대폰 사용 시 눈 보호 방법

휴내폰의 블루라이트를 차딘하는 두 가지 방법이 있다.

첫 번째 방법은 휴대폰 디스플레이 설정에서 블루라이트 차단 기능을 켜주는 것이다. 그 후 화면 밝기를 낮추면 블루라이트가 많이 차단된다. 요즘 휴대폰은 대부분 블루라이트 차단 기능이 있다.

두 번째 방법은 블루라이트를 차단하는 무료 어플을 설치하는 것이다. 대표적으로 'Eye Filter' 어플이 있다. Eye Filter를 실행하면 여러 기능이 나오는데, 우선 필터 기능을 켜준다. 그리고 Intensity를 100%로 설정해준다. 그럼 블루라이트가 많이 차단된다.

이렇게 하면 블루라이트가 많이 사라지고, 두 가지 방법을 다 쓰면 효과가 더욱 증대된다. 집이나 실내에서 휴대폰을 쓸 때는 블루라이트를 차단해 주는 것이 무조건 좋다. 하지만 실외에서 블루라이트를 차단하면 어두워서 잘 안 보인다. 그러므로 실외에서는 예외로 블루라이트를 켜줄 수밖에 없다.

⑮ 휴대폰 사용 시 눈 보호 방법

16

우울증과 불면증에 좋은 음식

① 녹색 잎채소

상추, 시금치 같은 녹색 잎채소는 장을 건강하게 만들어 면역력을 높이다. 녹색 잎채소들은 비타민A · C · E와 각종 미네랄, 파이토케미컬이 풍부하게 들어있어서 모든 종류의 염증을 제거하는 효능이 있고 항암효과도 있다. 그리고 우울증과 불면증을 개선하는 엽산과 칼슘도 풍부하게 함유되어 있다.

② 아몬드

아몬드에 풍부하게 함유된 셀레늄은 기분을 좋게 만드는 효능이 있다. 플라보노이드와 토코페롤도 많이 함유되어 있어 체내 염증을 많이 줄인다. 그리고 칼슘이 풍부하여 우울증과 불면증이 있는 사람에게 매우 좋다.

③ 과일

모든 과일은 우울증 증상을 줄이는 항산화물질이 함유되어 있고, 식이섬유도 많아서 장 건강에 매우 좋다. 모든 과일에 들어있는 비타민C는 칼슘의 흡수를 도와준다. 과일은 모두 항염 식품이라서 체내 염증을 많이 줄여주기 때문에 우울증과 불면증이 있는 사람들은 과일을 최대한 많이 먹는 것이 좋다. 토마토는 우울증을 퇴치하는 데 좋은 엽산과 알파리포산이 많이 들어있다. 바나나는 근육이완과 신경의 안정을 돕는 칼륨과 마그네슘이 풍부하게 함유되어 있어 긴장된 몸을 편안하게 하며 숙면에 도움을 준다. 그리고 트립토판도 많이 함유되어 있다. 파인애플은 비타민C가 풍부하게 함유되어 있어서 체내 염증을 많이 줄이고, 트립토판도 많이 들어있다.

④ 양파

양파는 칼륨, 칼슘, 철, 인 등 무기질이 풍부하게 들어있다. 양파에 들어있는 알리인은 비타민B1의 흡수를 촉진하는 역할을 해 체력 강화와 피로회복에 도움이 된다. 알리인은 뇌를 자극해 혈액순환을 돕고 정신을 안정시켜 수면과 숙면에 도움을 준다. 양파는 다양한 요리로 활용해 먹을 수 있고, 얇게 썰어 머리맡에 두고 잠자리에 들면 숙면과 컨디션 회복에 효과가 있다.

5 버섯

버섯은 트립토판이 풍부해서 장애가 있는 신경세포를 안정시키는 세로토닌의 생성을 도와 정신적 안정을 취할 수 있도록 돕는다. 특히 표고버섯은 우울증과 불면증 개선에 좋은 비타민D가 많이 함유되어 있다.

6 콩류

콩류는 천천히 소화되면서 혈당을 안정시키고 기분을 좋게 만드는 효과가 있는데, 피곤하고 지칠 때 무가당 두유를 마시면 금세 활력이 생긴다. 밥에 완두콩을 넣어 먹거나 반찬으로 콩이나 두부를 자주 먹으면 좋다.

7 무가당 요구르트

무가당 요구르트의 유산균은 유해균과 체내 염증을 많이 줄인다. 그리고 유산균은 부정적인 감정을 줄여주기 때문에 우울증과 불면증을 개선한다. 트립토판도 많이 함유되어 있다.

8 파

파는 비타민A · B1 · B2 · C · E 등이 풍부한 채소다. 파의 특유한 향기를 내는 유화아릴 성분은 진정작용을 한다. 신경과민 또는 흥분으로 잠을 자기가 어려운 경우 이 향기를 맡는 것만으로도 도움이 된다.

9 계란

계란의 단백질은 트립토판의 혈장 수치를 높이는 효과가 있다. 특히 계란의 노른자는 트립토판, 티로신, 콜린, 비오틴, 오메가3 등의 다양한 영양분이 있다.

10 치즈

치즈는 트립토판이 많이 함유되어 있다. 그리고 비타민A가 풍부해 시력 보호와 빈혈 예방, 피로회복의 효과가 있다.

아토피에 좋은 음식

☐ 녹황색 채소

녹황색 채소는 시금치, 상추, 늙은 호박, 당근 등 녹색이나 등황색을 띠는 채소를 뜻한다. 엽록소, 비타민, 미네랄 등 섬유질이 가득 들어있어 외부 독소가 유입되는 것을 막아준다.

② 발효식품

발효식품은 유산균 등 유익한 균들이 많이 들어있다. 이 덕분에 아토피의 원인인 독소를 없애고 면역력을 높인다.

③ 율무

아토피 환자들은 염증 때문에 가려움을 느껴 피부를 심하게 긁곤 한다. 율무에 함유된 페놀성 물질들은 신체의 염증반응을 억제하는 효과가 있기 때문에 염증을 해소하고 피부의 열감을 줄여준다. 가려움은 아토피의 대표 증상이다. 하지만 가렵다고 긁으면 긁을수록 점점 더 뜨거워지고 고통스럽기

마련이다. 그럴 때 율무를 먹거나 갈아서 환부에 붙이는 것이
좋다. 율무는 열과 염증을 진정시키는 효능이 있어 고통을 많
이 줄인다.

4 **토마토**

아토피 증상이 심할 때 피부의 건조감과 가려움이 지속된
다. 이와 같은 증상을 완화하기 위해서 수분의 함량이 높은
토마토를 먹는 것이 좋다. 토마토는 각종 비타민이 풍부한 식
품이기 때문에 각종 노폐물의 배출을 돕는다.

5 **양배추**

양배추는 신진대사를 활성화시키기 때문에 아토피에 좋은
음식이다. 양배추의 카로티노이드 성분은 신체의 면역력을
강화시키는 효과가 뛰어나다. 면역력이 높아지면 각종 알레
르기 요인에 의한 아토피 증상이 호전된다.

6 **양파**

양파는 소독·항균·항진균·항염효과가 커서 박테리아,
미생물, 곰팡이에 의한 감염이나 알레르기 치료에 탁월한 효
과가 있다.

7 홍삼

체내에 염증을 유발하는 물질 중 하나인 '히스타민'은 아토피의 원인이기도 하다. 홍삼은 이 히스타민의 분비를 억제해 아토피 증상을 완화시키는 효능을 가지고 있다.

8 아욱

아욱은 체내의 열을 내리고 장 기능을 활발하게 해주는 효과가 있다. 장내 산도를 높여 유해균과 부패산물을 억제하고, 면역물질을 생성해 아토피 증상을 완화한다.

18

고혈압에 좋은 음식

① 청국장

청국장에 매우 풍부하게 들어있는 칼륨은 몸속의 나트륨을 체외로 배출시켜 혈압을 개선한다.

② 양파

양파는 혈액 속의 불필요한 지방과 콜레스테롤을 녹여 없앤다. 그리고 혈액을 깨끗하게 만들어 혈액순환을 원활하게 하므로 체내에 산소 공급이 잘 이루어지도록 돕는다. 양파를 달여 마시면 혈압이 개선된다.

③ 감자

감자 속의 비타민C는 조리한 후에도 파괴되지 않으며 오래 보관해도 그 양이 줄어들지 않는다. 그리고 칼륨이 풍부해 몸속에 쌓인 나트륨을 체외로 배출시키므로 고혈압 환자에게 좋다.

④ 고구마

고구마는 칼륨이 매우 많아서 고혈압과 뇌졸중을 예방하는 효과가 있다. 그리고 식후 급격한 혈당 상승을 완화하는 효과도 있다.

⑤ 다시마

바닷물에 있는 90여 종의 미네랄을 빨아들이며 자란 다시마는 미네랄이 풍부하고 염분은 적다. 다시마의 섬유질 성분인 아르긴산은 혈액에 과잉으로 있는 콜레스테롤을 배출시켜 혈관의 탄력성을 유지시키고 나트륨과 결합하여 배출된다. 그리고 다시마의 칼륨도 나트륨의 배설을 촉진하여 고혈압, 심장병, 변비, 동맥경화의 예방과 치료에 도움이 된다. 다시마를 물에 우려낸 후 물과 함께 먹거나 가루를 내어 각종 요리에 활용하는 것도 좋다.

⑥ 채소

채소는 각종 비타민이 풍부하고 섬유질이 많아 변비를 예방하고, 많은 양을 섭취해도 열량이 낮아 비만 방지에 도움이 된다. 그리고 대부분의 채소에 풍부하게 함유된 칼륨은 나트륨의 배출을 촉진하는 작용을 하기 때문에 채소를 많이 섭취하는 것이 좋다. 특히 미나리는 혈압 강하작용이 뛰어나다.

19

당뇨병에 좋은 음식

① 마늘

마늘은 정력 증강, 동맥경화 개선, 노화 억제에 탁월한 효과가 있다. 마늘의 알리신 성분은 인슐린감수성을 높인다. 마늘은 열을 가해도 성분에 변화가 없으므로 냄새가 없는 발효 흑마늘을 섭취하는 것도 좋다.

② 콩류

콩에 풍부하게 함유된 레시틴은 혈액 속의 과도한 지방을 유화작용으로 감소시키고 혈당을 개선하며 피로회복에 도움이 된다. 콩을 많이 먹는 지방은 당뇨병이 적다는 연구 결과가 있다. 밥에 완두콩을 넣어 먹거나 두부, 콩나물, 무가당 두유를 자주 먹는 것이 좋다. 당뇨병 환자들은 최대한 콩류를 많이 먹는 것이 좋다.

③ 청국장

청국장에 함유된 레시틴은 혈당을 개선한다. 청국장은 섬유질이 풍부해 당의 흡수를 지연시켜 당뇨 개선에 도움이 된다.

④ 표고버섯

표고버섯은 탄수화물과 지방을 에너지로 바꾸는 데 필요한 비타민B1·B2, 나이아신 등과 불용성 식이섬유가 풍부해 혈당을 낮추고 지방을 줄이는 효과가 있다. 그리고 당뇨병의 합병증을 예방한다.

⑤ 양파

양파는 지방과 콜레스테롤을 줄이고 비정상적인 혈당을 내려주어 당뇨병 개선에 큰 도움이 된다.

⑥ 돼지감자

돼지감자는 일반 감자보다 약 75배 높은 이눌린이 함유되어 있다. '천연 인슐린'이라고 불리는 이눌린은 몸속에서 포도당으로 분해되지 않고 90% 이상이 대장에 그대로 도달하기 때문에 혈당이 급격하게 오르지 않고 천천히 오를 수 있도록 돕는다. 식이섬유가 풍부해 장 건강에 도움을 주고 체내의 독소를 배출시켜 체중 조절이 필요한 당뇨병 환자에게 적합

하다. 돼지감자는 아삭하고 시원한 식감을 가져 생으로 먹어
도 좋다. 돼지감자는 국화과에 속하는 덩이뿌리로 감자와 이
름만 비슷할 뿐 감자와 전혀 상관이 없다.

⑦ 오미자

시고, 달고, 맵고, 쓰고, 짠 맛을 지닌 오미자는 오장육부를
건강하게 하여 당뇨병 환자에게 좋다.

⑧ 토마토

토마토는 비타민과 피로회복에 좋은 글루타민산이 풍부하
게 함유되어 있고, 항산화작용이 뛰어나며 DNA 손상을 줄여
준다. 붉은색의 라이코펜 성분은 혈관을 맑게 하고 항암효과
가 크며 당뇨뿐만 아니라 비만과 고혈압 환자에게 좋다.

⑨ 둥글레

둥굴레는 비타민A와 전분이 풍부하다. 노화, 피로, 스트레
스, 고혈압, 당뇨, 위궤양 등에 효과가 있다.

⑩ 홍삼

홍삼의 사포닌은 인슐린감수성을 향상시켜 혈당을 조절한
다. 그리고 지질대사 및 심폐기능에도 좋은 영향을 준다.

⑪ 브로콜리

브로콜리는 비타민C가 많고 저칼로리라서 당뇨병에 좋다.

⑫ 톳나물

톳나물은 혈압과 혈중 콜레스테롤을 낮추고 칼로리가 거의 없어 당뇨병에 좋다.

⑬ 무

무의 생즙을 내어 마시면 갈증이 해소되고 혈당 수치도 떨어진다.

⑭ 감

잘 익은 감을 자주 복용하면 당뇨병 개선에 도움이 된다.

⑮ 칡뿌리

칡뿌리는 번열 증상을 치료하고 갈증을 해소시키는 효과가 있다. 생즙을 내어 마시면 알코올 해독에 좋고 당뇨병 개선에도 효과가 있다.

⑯ 미나리

미나리 500g의 즙을 내서 매일 2회 아침, 저녁으로 나누어서 먹으면 당뇨병 치료에 효과가 있다.

20

간에 좋은 음식

① 브로콜리

브로콜리는 미국 국립 암연구소가 뽑은 10대 암 예방 식품 중 하나로 간암을 예방하는 데 도움이 되는 식품이다. 간의 해독력을 증가시켜 독소 배출을 돕고 간의 지방흡수를 줄여주는 역할을 하며 간의 건강 유지에 도움이 된다. 특히 술을 마시지 않아도 간에 지방이 쌓이는 비 알코올성 지방간 예방에 좋다.

② 푸른 잎채소

시금치를 포함한 푸른 잎채소는 글루타티온 같은 항산화제가 들어있다. 간이 지쳐 손상을 입게 되면 우리 몸은 무기질과 비타민을 더 많이 필요로 하게 되는데 이때 풍부한 무기질, 비타민을 갖고 있는 푸른 잎채소를 먹는 것이 도움이 된다.

③ 미역, 다시마

해조류는 암 환자들에게 매우 좋은 식품이다. 그 이유는 미역과 다시마 등에 있는 후코이단 성분이 암세포를 자살하게 끔 유도하는 기능이 있기 때문이다. 이는 간암의 성장과 전이를 억제하고 간세포 정상 인자를 활성화시켜 간을 건강하게 만들어준다. 또 혈액을 정화하여 독소를 해독하기 때문에 간을 보호한다.

④ 자몽

과일의 풍부한 식이섬유가 혈액순환과 지방의 분해를 도와 지방간을 제거한다. 특히 자몽에 함유된 나린제닌은 지방간 예방에 도움이 된다.

⑤ 버섯

버섯은 노폐물을 배출시키고 독소를 제거한다. 그리고 지방을 분해하는 베타글루칸 성분이 들어있어서 간의 해독과 지방간 제거에 도움이 되는 음식이다. 버섯은 면역력도 강화시킨다.

⑥ 콩나물

콩나물은 대표적인 간 해독 음식이다. 콩나물 뿌리에 다량함유된 아스파라긴산이 알코올을 섭취하면 생성되는 독성물질인 아세트알데히드를 해독하는 역할을 한다.

7 무

무의 감칠맛을 내는 것은 베타인 성분이다. 이 성분은 간에 좋은 아미노산, 메티오닌을 생성해 간의 해독작용을 돕고 간에 지방이 쌓이는 것을 막는다.

8 양배추

양배추에 함유된 메틸메티오닌은 알코올의 분해를 돕고, 글루코시놀레이트 성분은 간의 해독작용을 촉진하며 유해 물질 배출에 도움을 주어 간질환을 예방한다.

9 바지락

바지락국은 술안주로 좋다. 바지락에 풍부한 타우린이 간의 해독작용을 돕기 때문이다. 바지락에 포함된 메티오닌 등 필수 아미노산과 나이아신, 히스티딘, 비타민B, 칼슘, 철분 등도 간을 보호하는 역할을 한다.

10 콩

콩은 술과 담배의 독성을 해독하고 간 기능을 개선하는 효과가 있다.

21

폐에 좋은 음식

① 도라지

도라지는 기침과 가래 끓는 현상을 해소시켜 천식이나 기관지 환자에게 좋고 면역력을 높인다.

② 생강

생강은 니코틴 해독효과가 있다. 기관지에 쌓여있는 가래를 제거하고 폐세포의 재생을 촉진시킨다.

③ 무

무는 흡연으로 인한 독성물질을 밖으로 배출시키는 역할을 한다. 기침과 가래를 멈추게 하고 항암효과가 있다.

④ 마늘

마늘은 혈액순환을 원활하게 해주고 폐에 좋은 기운을 준다. 암을 예방하고 억제하는 효과가 뛰어나다.

5 복숭아

복숭아는 몸에 있는 니코틴을 분해하고 독성물질을 제거하며 폐조직 내 세포를 활성화시킨다.

5 폐에 좋은 음식

장이 건강하면
우울증 불면증 당뇨병
고혈압 아토피가 치유된다

초판발행일 | 2019년 2월 11일

지 은 이 | 장 솔
펴 낸 이 | 배수현
디 자 인 | 박수정
제　　작 | 송재호
홍　　보 | 배보배

펴 낸 곳 | 가나북스 www.gnbooks.co.kr
출판등록 | 제393-2009-000012호
전　　화 | 031) 408-8811(代)
팩　　스 | 031) 501-8811

ISBN 979-11-86562-95-6(03510)

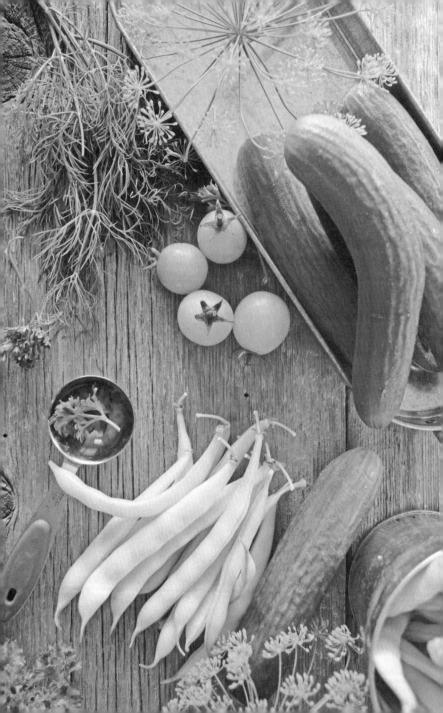